高海拔地区脑电图图谱

林如辉　廖忠华　编著

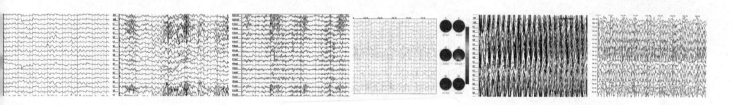

中医古籍出版社
Publishing House of Ancient Chinese Medical Books

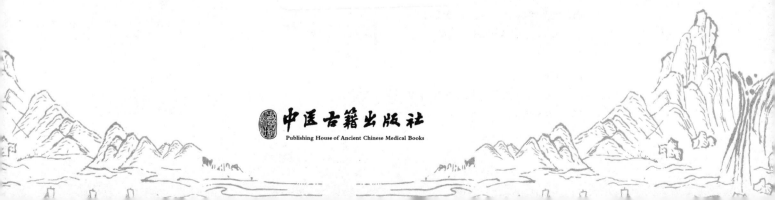

图书在版编目（CIP）数据

高海拔地区脑电图图谱 / 林如辉，廖忠华编著 . —
北京：中医古籍出版社，2020.7
ISBN 978-7-5152-2144-1

Ⅰ . ①高… Ⅱ . ①林… ②廖… Ⅲ . ①高原—脑电图
—图谱 Ⅳ . ① R741.044-64

中国版本图书馆 CIP 数据核字（2020）第 100880 号

高海拔地区脑电图图谱

林如辉　廖忠华　编著

策划编辑　姚　强
责任编辑　李　炎
出版发行　中医古籍出版社
社　　址　北京东直门内南小街 16 号（100700）
电　　话　010-64089446（总编室）010-64002949（发行部）
网　　址　www.zhongyiguji.com.cn
印　　刷　北京市泰锐印刷有限责任公司
开　　本　710mm×1000mm　1/16
印　　张　23
字　　数　138 千字
版　　次　2020 年 7 月第 1 版　2020 年 7 月第 1 次印刷
书　　号　ISBN 978-7-5152-2144-1
定　　价　118.00 元

前 言

脑电图作为简便易行的非创伤性客观检查方法，至今已使用80余年了。无论是器质性疾病还是功能性疾病，脑电图检查都是不可缺少的辅助诊断方法。随着现代科技的发展，脑电图的应用和研究工作均取得了新的进展，这些发展也带动了高原地区脑电图的研究和收集工作。地理位置比较特殊的高海拔地区，空气稀薄，大气压低，氧分压低，易使人缺氧，而脑对缺氧异常敏感。对于长期工作、生活在高原地区的人们来说，虽然对高原有一定的适应性，但发病仍然有其特殊性和个体化。关于脑电图方面的参考书不少，但专门针对高原地区的较少。为此，福建中医药大学联合青海省康乐医院廖忠华副主任医师共同收集高原脑电图资料，并参考了大量国内外有关资料，编写了这本《高海拔地区脑电图图谱》。

本书着重关注高原地区从出生40天的婴儿到94岁高龄老人的脑电图生理及病理变化。全书分四章，包含了正常脑电图及癫痫、颅脑外伤、脑血管病、中枢神经系统感染、一氧化碳中毒、药物中毒等异常脑电图特征。脑电图资料主要来自青海省妇女儿童医院、青海省康乐医院、武警青海总队医院等。本书的一个特点是资料全部来源于高原患者、患者年龄跨度大、部分患者有完整的疾病发作过程记录。本书的另一个特点是在小儿脑电图方面花了大量的笔墨，附图较多。小儿脑电图与成人脑电图不同，有其特殊性，正常与异常的标准有较大的差别，不同年龄组正常与异常的标准也不相同，即使年龄相同，个体也有很大的差异。描记方法、阅读和判定均须具备特殊的专业知识。小儿时期脑波正处于发展阶段，熟悉儿童脑波的发展就显得特别重要，这一点临床医生也必须重视。小儿脑电图的特点是随着年龄增长呈现以下变化规律：①频率由慢逐渐变快；②由不规则到规则；③由不对称到对称；④由低幅逐渐变为高幅，再由高幅回到同正常人一致；⑤由不稳定到稳定；⑥对光反应从无反应到有反应，从有反应到正常。熟练掌握对癫痫、热性惊厥、大脑发育不全、智力缺陷、多动症、脑瘫、脑炎、头痛、颅内占位等儿科疾病的各项脑电图检查与诊断技术，可以提高癫痫的临床诊断率。为了便于学习和理解，全书主要以记录的图谱特征为主，附有将近 350 幅图，资料相对完整，部分还有脑电地形图分析。图谱说明：本图谱收集资料跨年度较长，厂家仪器设备型号不同，但电极均按国际 10-20 系统方法放置，描记时间均在 20～30min；参数均按国际统一标准，波幅 100μV/cm，低频 0.3s，高频 30Hz，陷波 50Hz，倍速 3.0cm/s，有些图上未显示以上参数，但均按国际标准采集，限于篇幅，不一一注明。

本书的编写得到了福建中医药大学各级领导的关怀和鼓励，尤其感谢福建中医药大学中西医结合研究院彭军院长、龚冰海副院长的大力支持。另外需要特别感谢的是本书的共同作者廖忠华副主任医师，廖医师把多年收集的不同医院脑电图资料全部奉献出来，并在编写过程中认真核实每一幅图，详细解读图的特征。同时感谢中医古籍出版社领导们的热情帮助。

由于我们涉及此领域时间相对较短，经验有限，学识尚浅薄，书中的缺点错误在所难免，敬希前辈师长及广大读者批评指正。

林如辉

2019 年 11 月于福建中医药大学

目　录

第一章　正常脑电图　　　　　　　　　　　　　　　　**001**

第一节　小儿不同年龄正常脑电图　　　　　　　　　　001

第二节　成人不同年龄正常脑电图　　　　　　　　　　049

1.2.1　青壮年不同年龄（18～60岁）正常脑电图　　　049

1.2.2　老年不同年龄（61～94岁）正常脑电图　　　　098

第二章　异常脑电图　　　　　　　　　　　　　　　　**121**

第一节　局限性癫痫　　　　　　　　　　　　　　　　121

第二节　失神发作　　　　　　　　　　　　　　　　　142

第三节　全身性发作　　　　　　　　　　　　　　　　158

第四节　癫痫持续发作　　　　　　　　　　　177

第五节　癫痫特殊类型　　　　　　　　　　　233

第六节　炎症性疾病　　　　　　　　　　　　258

第七节　颅内出血与脑血管病变　　　　　　　285

第八节　其他类　　　　　　　　　　　　　　316

第三章　干扰伪差脑电图　　　　　　　　　　329

第四章　典型病例全过程　　　　　　　　　　345

第一节　嗜睡　　　　　　　　　　　　　　　345

第二节　CO 中毒　　　　　　　　　　　　　350

第三节　药物中毒　　　　　　　　　　　　　355

第一章　正常脑电图

第一节　小儿不同年龄正常脑电图

张某，男，40 天

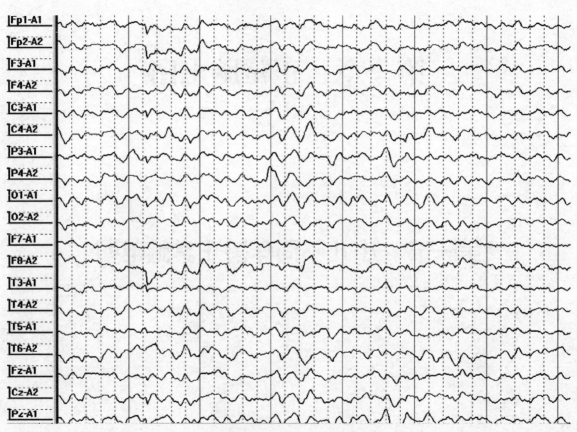

图 1　清醒闭目时，全头部以低中幅 4～5Hz 与少量 6Hz θ 节律为主，各导可见少量中幅 2～3.5Hz 复形 δ 波与少许 δ 活动，两侧对称性尚可，各导间以少许散在低幅 β 波

王某，男，2 个月（病脑？）

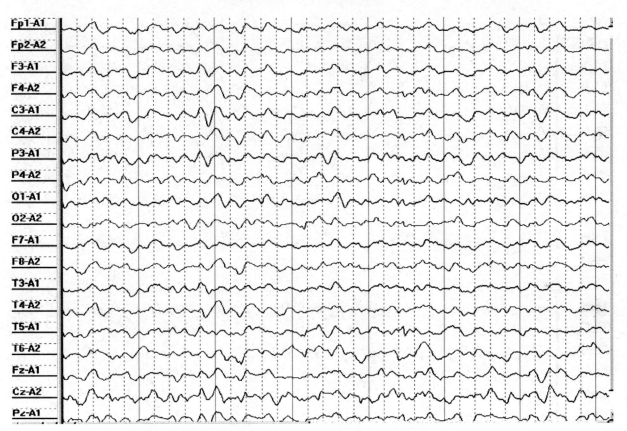

图 2　清醒闭目时，以低中幅 4～6Hz θ 节律为主，枕部节律稍明显，可见少量低中幅 2～3.5Hz
复形 δ 波与少许 δ 活动，两侧对称性尚可，各导间以少许散在低幅 β 波

张某，男，3个月

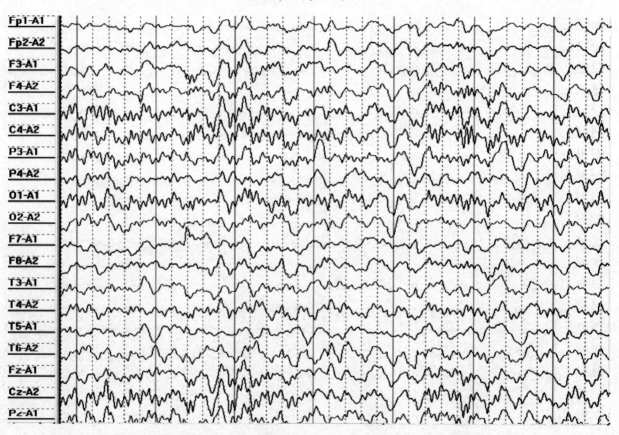

图 3　轻睡期，以中幅 2～3.5Hz 复形不规则 δ 节律为主，枕顶部可见少量中幅 4～5Hz θ 波与少许 θ 活动，可见少量低中幅睡眠纺锤波，两侧对称性尚可，各导间以少许散在低幅 β 波

鲍某，男，4 个月

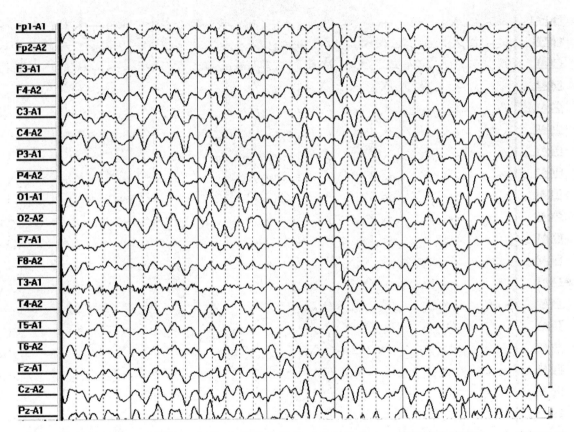

图 4　清醒闭目时，以中幅 4～6Hz θ 节律及偶见 7Hz θ 波为主，枕顶节律稍明显，头前部及颞区可见少量中幅 3～3.5Hz 复形 δ 波与少许 δ 活动，两侧对称性尚可，各导间以少许散在低幅 β 波

任某，男，5个月

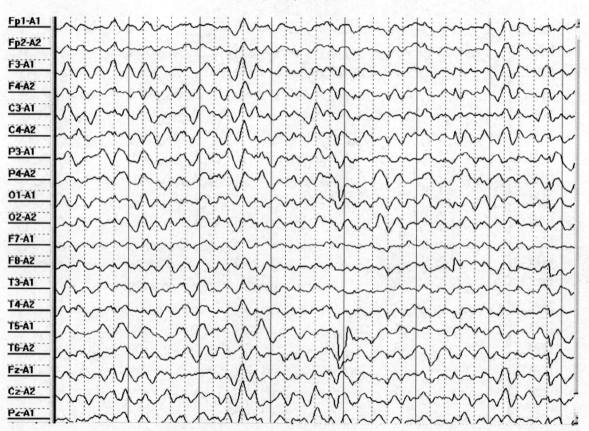

图 5　清醒闭目时，以中幅 5～6Hz θ 节律及少许 4Hz θ 波为主，枕部节律明显，头前部及颞区可见少量中幅 2～3.5Hz 复形 δ 波与少许 δ 活动，两侧对称性尚可，各导间以少许散在低幅 β 波

土某，女，7个月

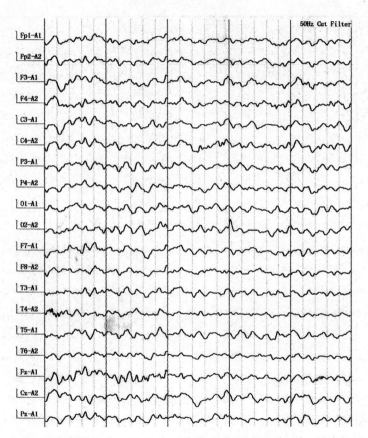

图 6　清醒闭目时，以低中幅 5～7Hz θ 节律及少许 4Hz θ 波为主，头前部及中央区可见少量中幅 2～3.5Hz 复形 δ 波与少许 δ 活动，两侧对称性尚可，各导间以少许散在低幅 β 波

高海拔地区脑电图图谱

朱某，女，10个月

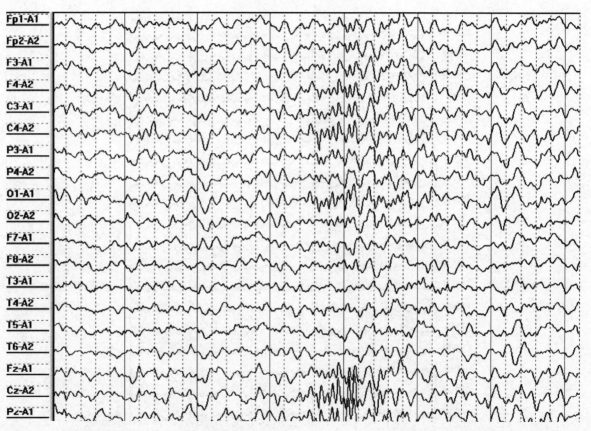

图 7　轻睡期，以中幅 2～3.5Hz 复形不规则 δ 节律为主，可见稍多量中幅 4～5Hz θ 波与少许 θ 活动，两侧对称性尚可，各导可见少量中幅睡眠纺锤波，各导间以少许散在低幅 β 波

蔡某，男，1岁5个月

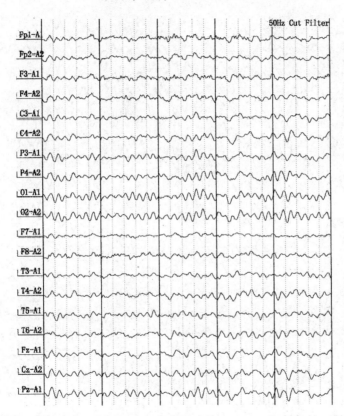

图8　清醒闭目时，以低中幅6～7.5Hz θ节律及少许4～5Hz θ波为主，头前部及颞区可见少许低中幅2～3.5Hz复形不规则δ波及偶见δ活动，枕顶部、后颞区可见少量低中幅8Hz，少许9Hz α波，稳定性欠佳，对称性尚可，各导间以少许散在低幅β波

芽某，男，1岁6个月

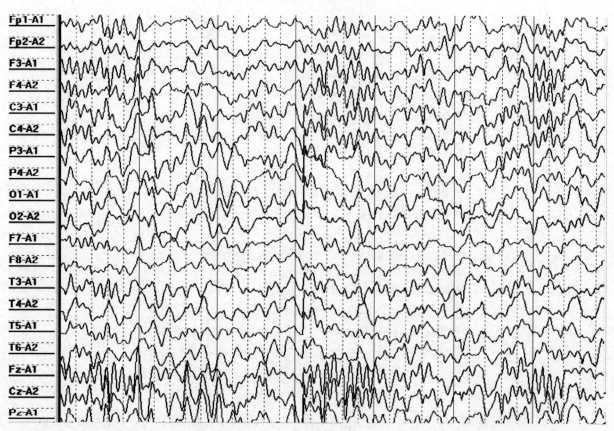

图9　轻睡期，以中高幅 1.5～3.5Hz 复形不规则 δ 节律为主，可见稍多量散在中幅 4～5Hz θ 波
与少量 θ 活动，两侧对称性尚可，各导可见少量中幅睡眠纺锤波，各导间以少许散在低幅 β 波

同　前

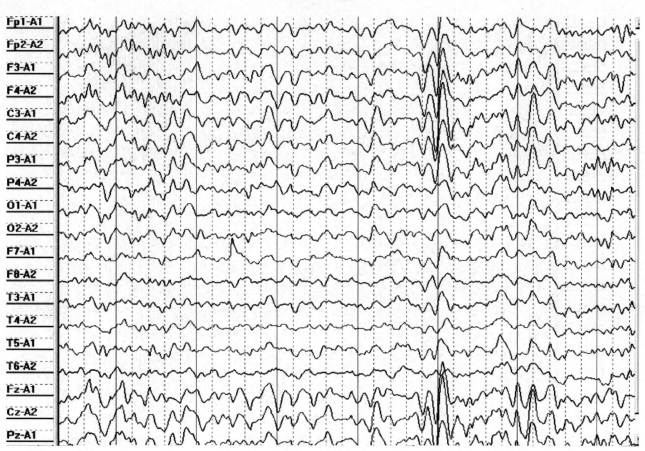

图 10　睡眠顶尖波

郭某，男，2 岁，抽搐待查

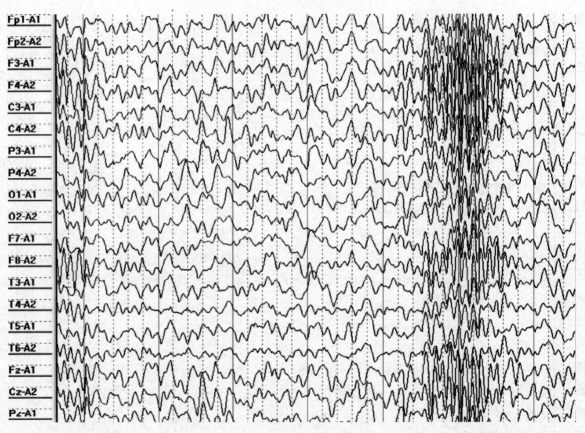

图 11　轻睡期，以中高幅 2～3.5Hz 复形不规则 δ 节律为主，可见稍多量散在中幅 4～6Hz θ 波
与少量 θ 活动，两侧对称性尚可，各导可见少量中高幅睡眠纺锤波，各导以少许散在低幅 β 波

年某，男，3 岁，待查

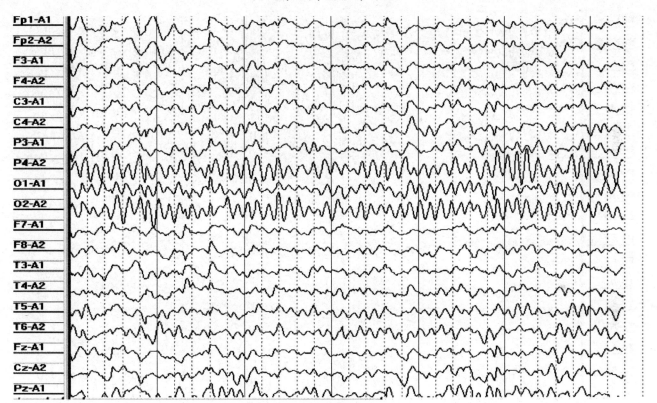

图 12　清醒闭目时，以中幅 5～7Hz θ 节律及少许 4Hz θ 波为主，头前部及中央区可见少许散在中幅 2～3.5Hz 复形 δ 波及偶见 δ 活动，枕顶可见稍多量中幅 8～9Hz α 节律，稳定性欠佳，两侧对称性尚可，各导间以少许散在低幅 β 波

马某，女，3岁，待查

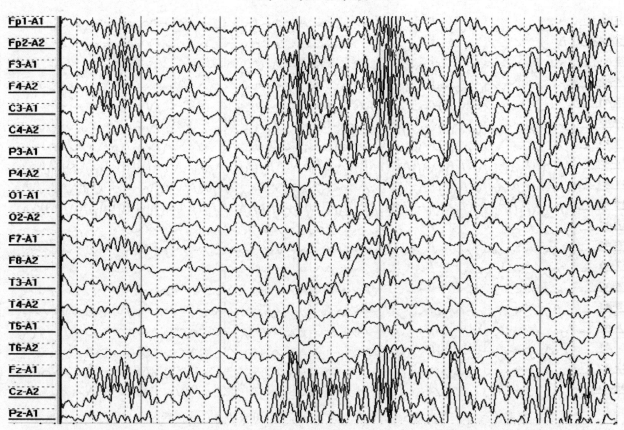

图 13　轻睡期，以中高幅 2～3.5Hz 复形不规则 δ 节律为主，间以稍多量中幅 4～6Hz θ 波与少
量 θ 活动，两侧对称性尚可，各导间以稍多量中高幅睡眠纺锤波，各导间以少许散在低幅 β 波

张某，女，4 岁

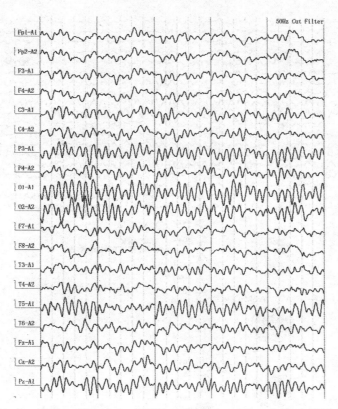

图 14　清醒闭目时，枕顶、侧中央、后颞区以中幅 8～9Hz α 节律及偶见 10Hz α 波为主，两侧对称性尚可，头前部及后颞区可见稍多量中幅 5～7.5Hz θ 波与少量短程 θ 节律，偶见低幅 3Hz 复形 δ 波，各导间以少许散在低幅 β 波

同 前

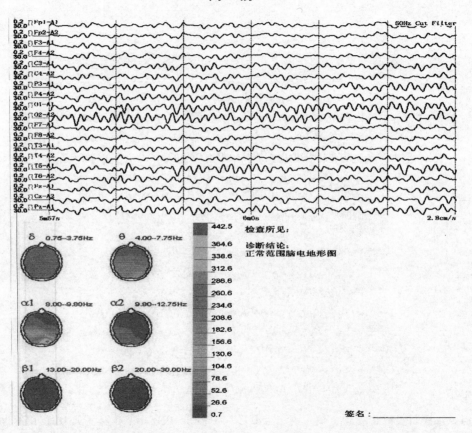

检查所见：

诊断结论：

正常范围脑电地形图

签名：_____

图 15　地形图：①α1 频段枕顶部功率 15 级最高；②θ 频段各导功率为 6 级（功率高）；③δ 频段功率为 3 级

图某，男，4 岁

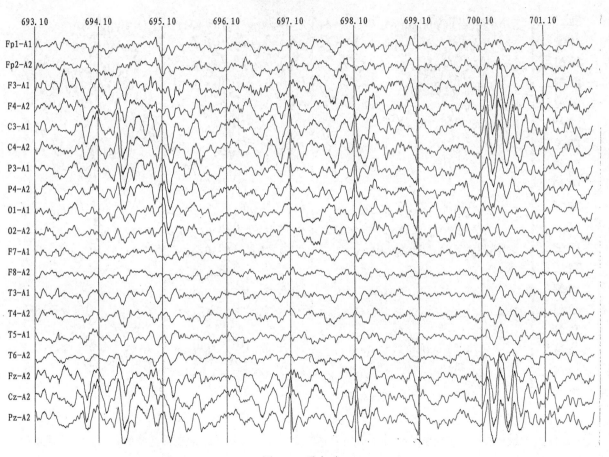

图 16　顶尖波

孔某，男，4岁

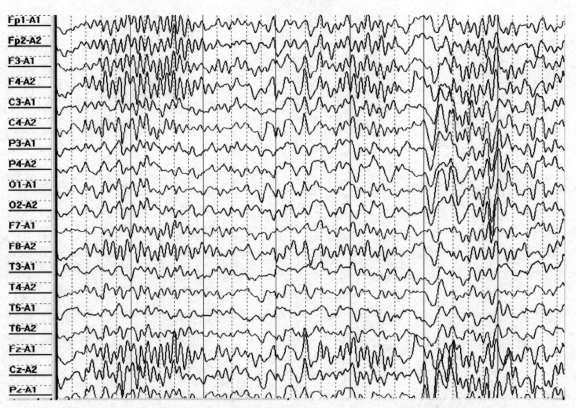

图 17　轻睡期，以中高幅 2.5～3.5Hz 复形不规则 δ 节律为主，可见稍多量散在中幅 4～6Hz θ 波，偶见 7Hz θ 波，亦见少量 θ 活动，两侧对称性尚可，各导可见少量中幅睡眠纺锤波，各导间以少许散在低幅 β 波

杨某，男，5 岁

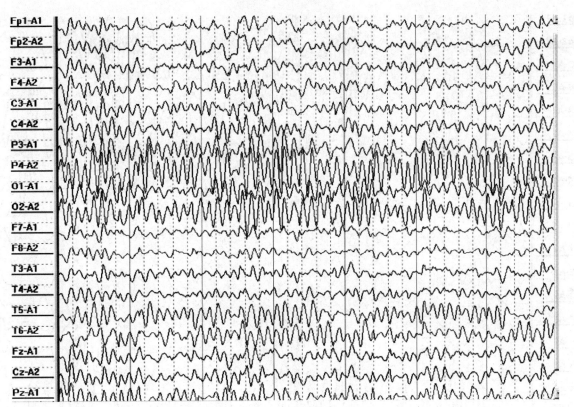

图 18　清醒闭目时，各导以中高幅（达 170μV）9～9.5Hz α 节律及少许 8Hz α 波为主，两侧对称性尚可，头前部及颞区可见少许中幅 5～7.5Hz θ 波与少许短程 θ 节律，额区、前中央区、前颞区偶见 3Hz 复形 δ 波，各导间以少许散在低幅 β 波

龙某，女，5岁

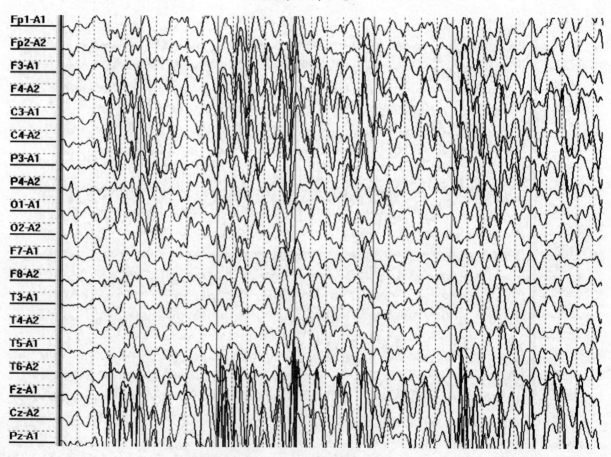

图 19　思睡期，阵发出现短程高幅 θ 节律

李某，男，5岁

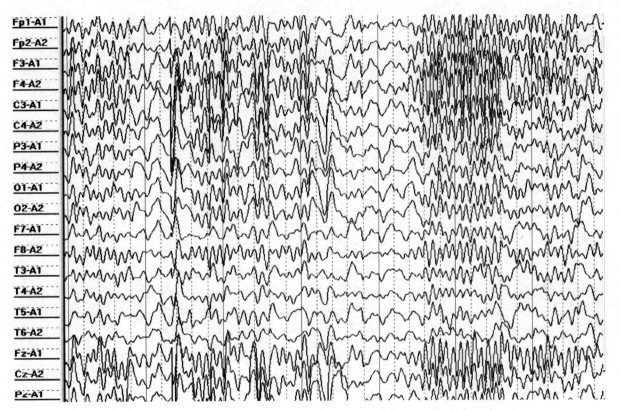

图20　轻睡期，以中高幅2.5～3.5Hz不规则复形δ节律为主，各导间以稍多量中幅4～6Hzθ波及少量θ活动；两侧对称性尚可，各导可见稍多量中高幅（达130μV）睡眠纺锤波，导间以少许散在低幅β波

王某，男，6岁

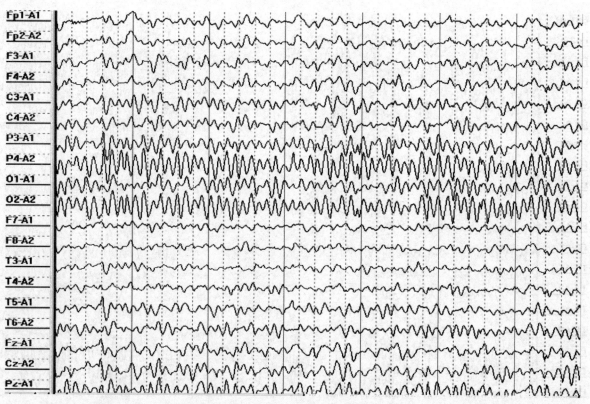

图21 清醒闭目时，各导以中幅9～9.5Hz α节律及少许8Hz α波为主，两侧对称性尚可，头前部及颞区可见少量中幅5～7.5Hz θ波，偶见4Hz θ波，亦见少许短程θ节律，额区偶见3Hz复形δ波，各导间以少许散在低幅β波

华某，男，7岁

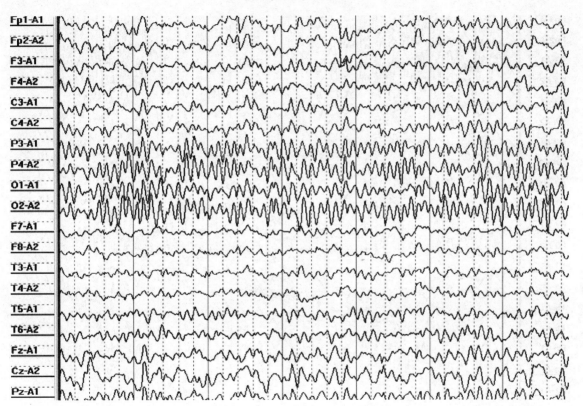

图22　清醒闭目时，各导以中幅9～10Hz α节律及少许8Hz α波为主，两侧对称性尚可，头前部及颞区可见少量中幅5～7.5Hz θ波，偶见4Hz θ波，亦见少许短程θ节律，额区、前中央区、前颞区偶见3Hz复形δ波，各导间以少许散在低幅β波

马某，男，7岁

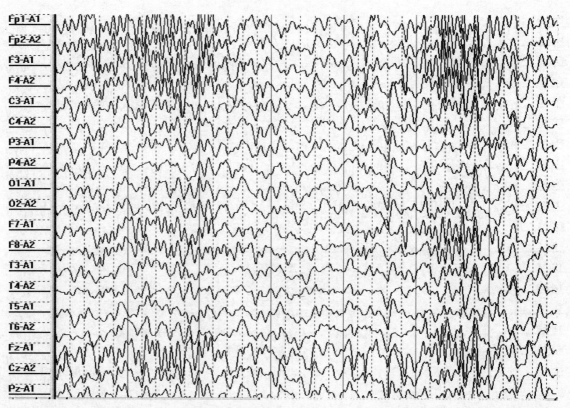

图23　轻睡期，以中幅2～3.5Hz复形不规则δ节律为主，可见稍多量中幅4～6Hzθ波及少许7Hzθ波，亦见少量θ活动，两侧对称性尚可，各导可见稍多量中幅睡眠纺锤波，各导间以少许散在低幅β波

同　前

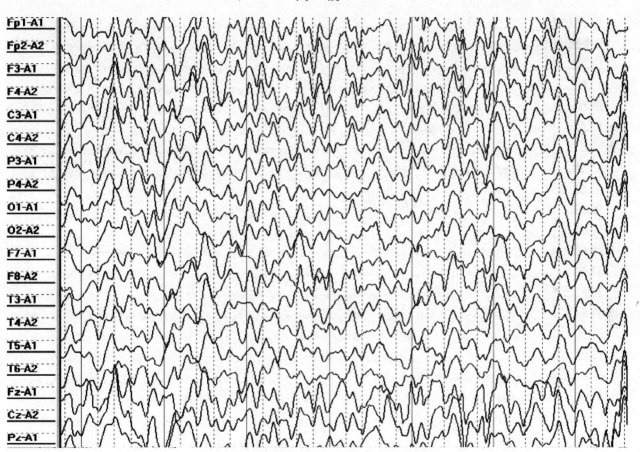

图 24　中睡期，睡眠纺锤波频率较前慢

苏某，男，8岁

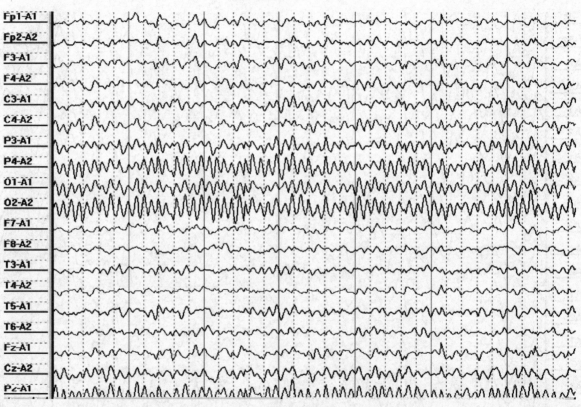

图25　清醒闭目时，各导以中幅9～10Hz α节律及少许8Hz α波为主，稳定性尚可，两侧对称性尚可，头前部及颞区可见少量中幅5～7.5Hz θ波，偶见4Hz θ波，亦见少许短程θ节律，额区、前中央区、前颞区偶见低幅3Hz复形δ波，各导间以少许散在低幅β波

姜某，女，7 岁 5 个月

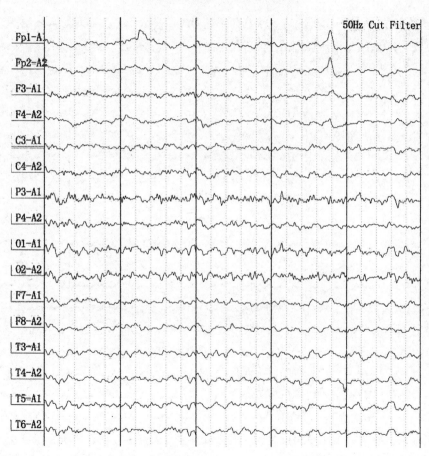

50Hz Cut Filter

图 26　清醒睁眼时，α 波抑制，背景以中幅 θ 节律为主，头前部及颞区出现少许 δ 波，偶见 δ 活动

邱某，男，8岁

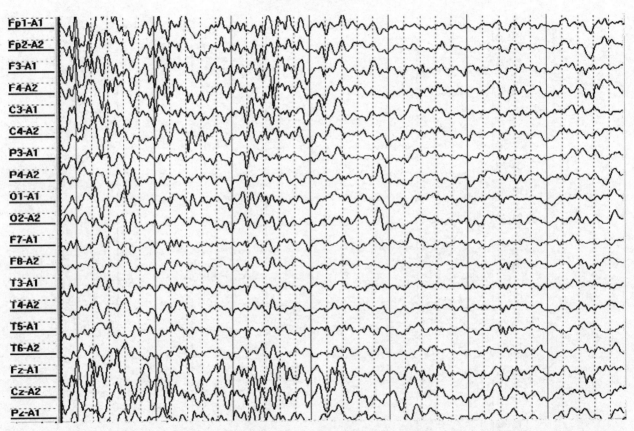

图 27　轻睡期，以中幅 2.5～3.5Hz 复形不规则 δ 节律为主，各导间以稍多量中幅 4～7Hz θ 波及

少量 θ 活动，两侧对称性尚可，各导可见少许中低幅睡眠纺锤波，各导间以少许散在低幅 β 波

许某，男，9 岁

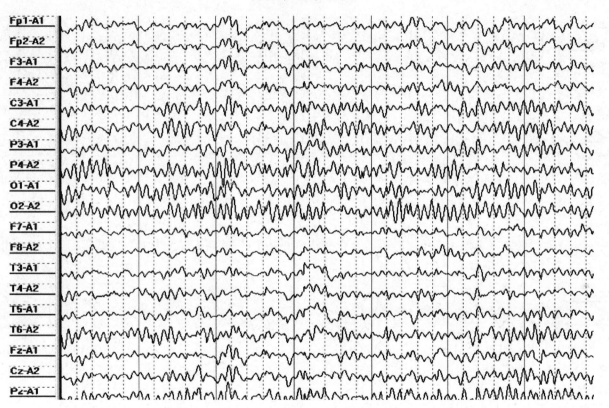

图 28 清醒闭目时，以中幅 9～10Hz α 节律及少许 11Hz α 波为主，稳定性尚可，两侧对称性尚可，头前部及颞区可见少量中幅 5～7Hz θ 波与少许短程 θ 节律，额区偶见低幅 3Hz 复形 δ 波，各导间以少许散在低幅 β 波

龙某，男，9岁

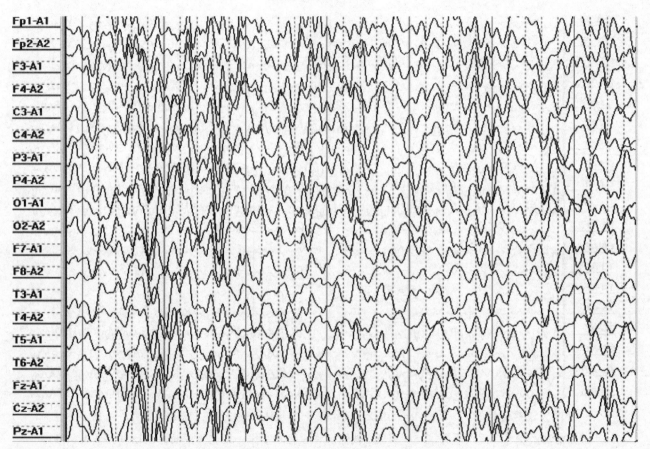

图 29　轻 - 中睡期，少许睡眠纺锤波频率为 12～13Hz 左右

同　前

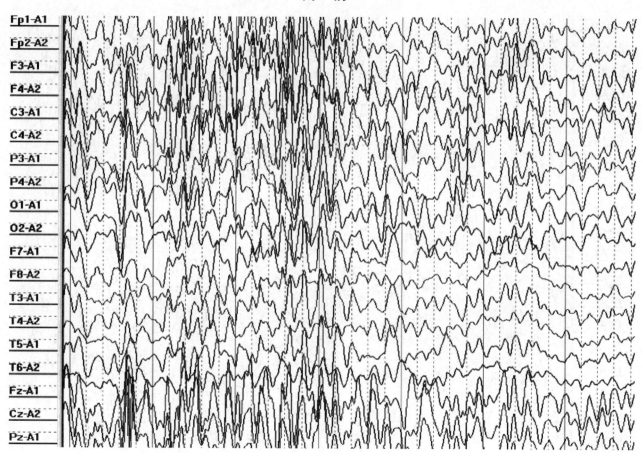

图 30　中睡期，睡眠纺锤波频率为 8～9Hz

同 前

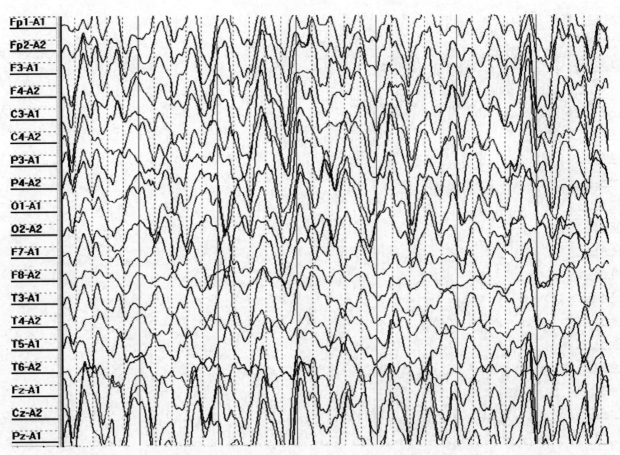

图 31　深睡期，背景以中高幅复形不规则慢 δ 节律为主，θ 波少，睡眠纺锤波消失，两侧对称性尚可

成某，男，10 岁

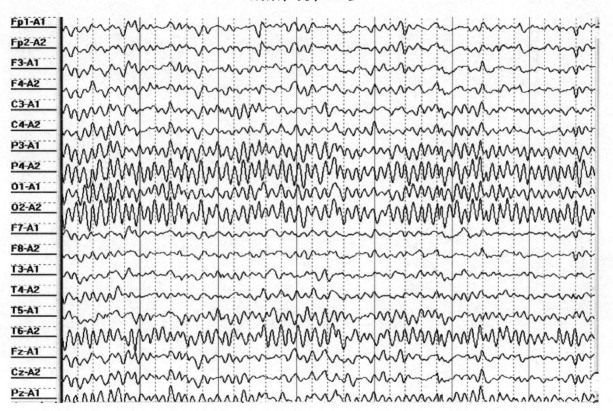

图 32　清醒闭目时，以中幅 9～10Hz α 节律及少许 11Hz α 波为主，稳定性尚可，两侧对称，头前部及颞区可见少量中幅 5～7.5Hz θ 波与少许短程 θ 节律，头前部及前颞区偶见 3Hz 复形 δ 波，各导间以少许散在低幅 β 波

牟某，男，10岁

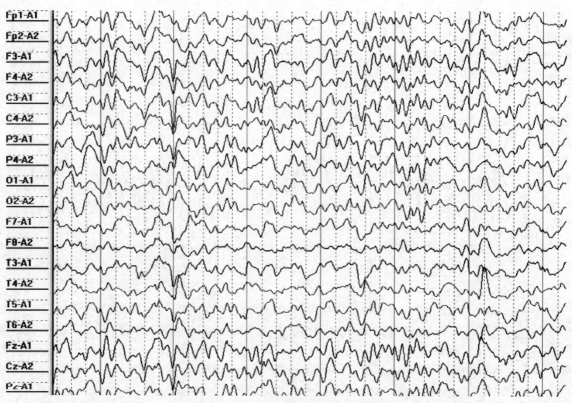

图33　轻睡期，以中幅2.5～3.5Hz复形不规则δ节律为主，可见稍多量中幅4～6Hz、少许7Hz θ波，亦见少量θ活动，两侧对称性尚可，各导可见少许低中幅睡眠纺锤波，各导间以少许散在低幅 β波

淡某，女，12 岁

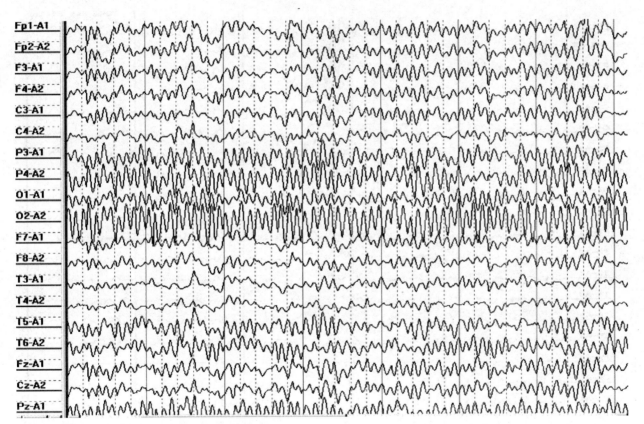

图 34　清醒闭目时，以中幅 10～11Hz α 节律及少许 9Hz α 波为主，稳定性尚可，两侧对称性尚可，头前部及颞区可见少量中幅 5～7Hz θ 波，各导间以少许散在低幅 β 波

马某，女，12岁

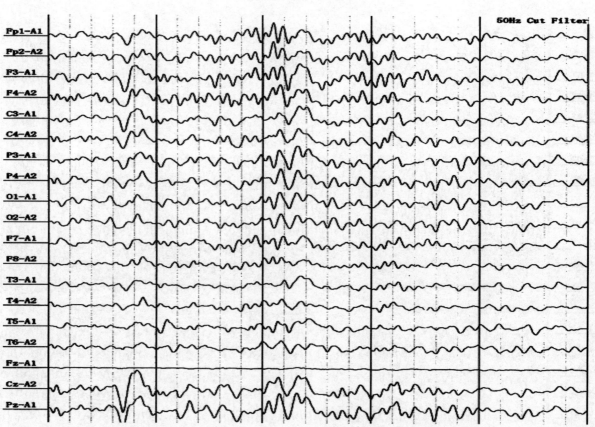

图 35　轻睡期，以中幅 2～3.5Hz 复形不规则 δ 节律为主，可见稍多量中幅 4～6Hz、少许 7Hz θ 波，少量 θ 活动，两侧对称性尚可，各导可见少许中幅睡眠纺锤波

姜某，女，12岁

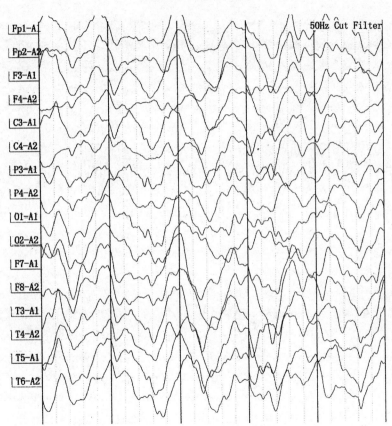

图 36　睡眠深睡期，背景以中高幅复形不规则慢 δ 节律为主，θ 波少，睡眠纺锤波消失，两侧对称性尚可

陈某，男，13岁

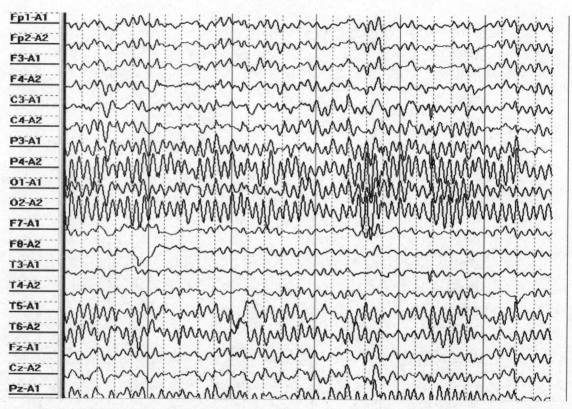

图37　清醒闭目时，各导以中幅9～10Hz α节律及少许11Hz α波为主，稳定性尚可，两侧对称，头前部及颞区可见少量中幅5～7.5Hz θ波与少许 θ节律，额区偶见3Hz复形 δ波，各导间以少许散在低幅 β波

柴某，男，13 岁

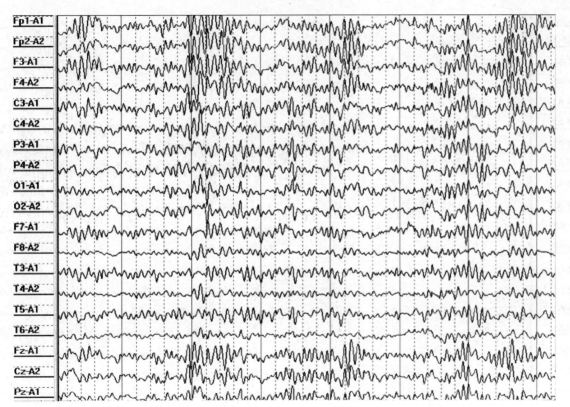

图 38　轻睡期，以中幅 2.5～3.5Hz 复形不规则 δ 节律为主，各导可见稍多量中幅 4～6Hz、少许 7Hz θ 波，亦见少量 θ 活动，两侧对称性尚可，各导可见稍多量中幅睡眠纺锤波，各导间以少许散在低幅 β 波

梁某，女，14 岁

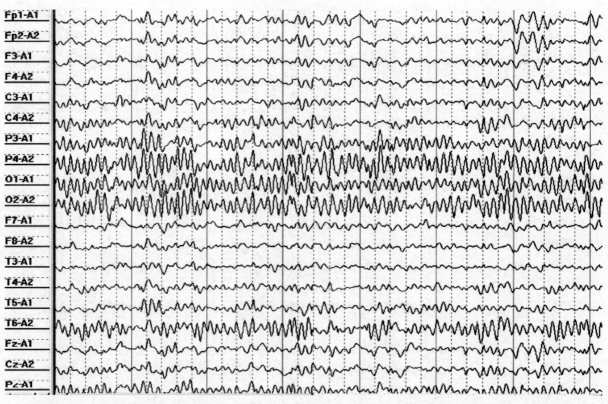

图 39　清醒闭目时，以中幅 10~11Hz α 节律及少许 9Hz α 波为主，稳定性好，两侧对称，头前部及颞区可见少许散在中幅 5~7Hz θ 波与 θ 活动，额区、前中央区偶见 3Hz 复形 δ 波，各导间以少许散在低幅 β 波

马某，女，15 岁

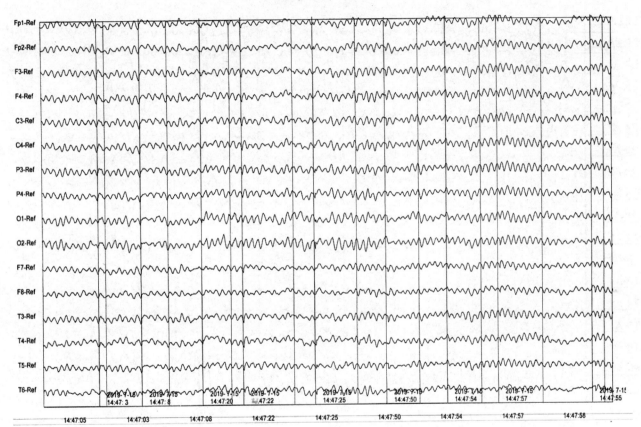

图 40　清醒闭目时，各导以中幅 10～11Hz α 节律及少许 9Hz α 波为主，稳定性好，两侧对称，头前部及颞区可见少许散在中幅 5～7Hz θ 波与 θ 活动，各导间以少许散在低幅 β 波

术某，男，15岁

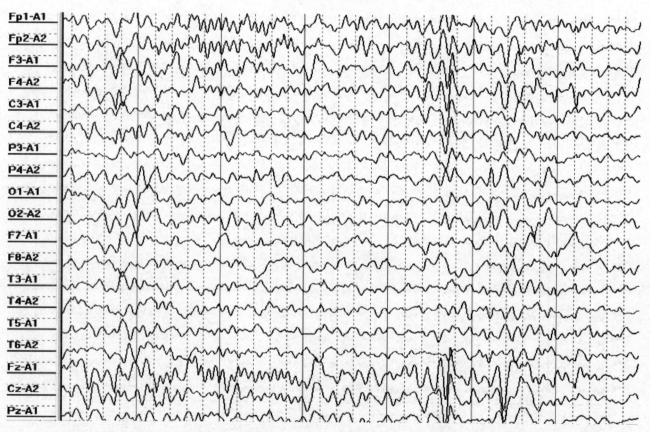

图 41　轻睡期，以中幅 2～3.5Hz 复形不规则 δ 节律为主，两侧对称性尚可，各导可见稍多量散
在中幅 4～7Hz θ 波与 θ 活动，各导间可见少量中幅睡眠纺锤波，各导间以少许散在低幅 β 波

洋某，男，16 岁

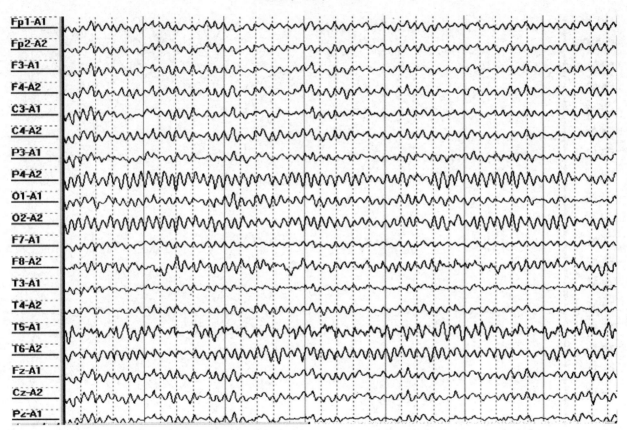

图 42 清醒闭目时，各导以中幅 10～11Hz α 节律及少许 9Hz α 波为主，稳定性好，两侧对称，头前部及颞区可见少许散在中幅 5～7Hz θ 波与 θ 活动，各导间以少许散在低幅 β 波

马某，女，16岁

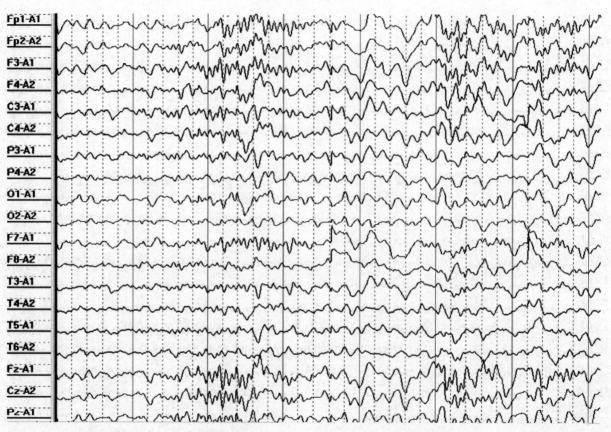

图43　轻睡期，以中幅2～3.5Hz复形不规则δ节律为主，可见稍多量中幅4～7Hzθ波与少量θ活动，两侧对称性尚可，各导间可见少量中幅睡眠纺锤波，各导间以少许散在低幅β波

宗某，男，17 岁

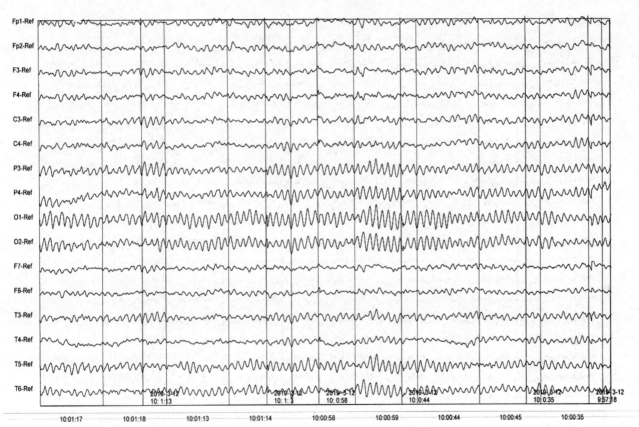

图 44　清醒闭目时，各导以中幅 10～11Hz α 节律及少许 9Hz α 波为主，稳定性好，两侧对称，头前部及颞区可见少许散在中幅 5～7Hz θ 波与 θ 活动，各导间以少许散在低幅 β 波

潘某，男，17岁

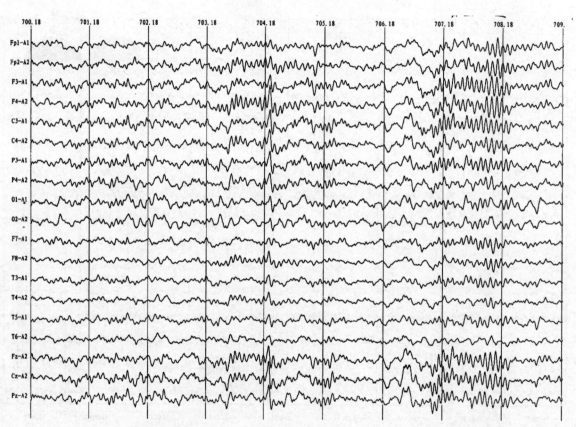

图45 轻睡期，以中幅2～3.5Hz复形不规则δ节律为主，各导可见稍多量散在中幅4～6Hz波，少许7Hzθ波，亦见少量θ活动，两侧对称性尚可，各导间以稍多量低中幅睡眠纺锤波

李某，女，17 岁

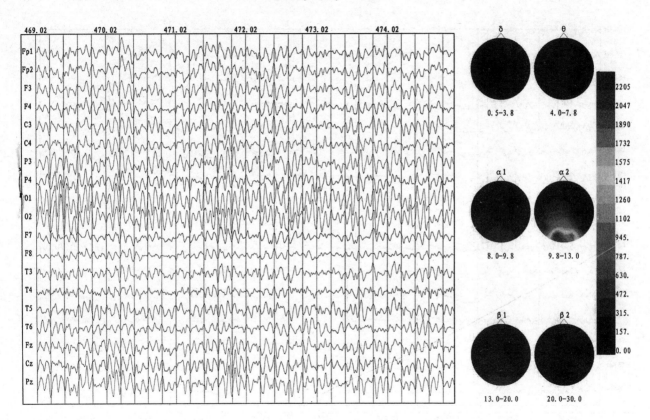

图 46　地形图

宗某，男，17 岁

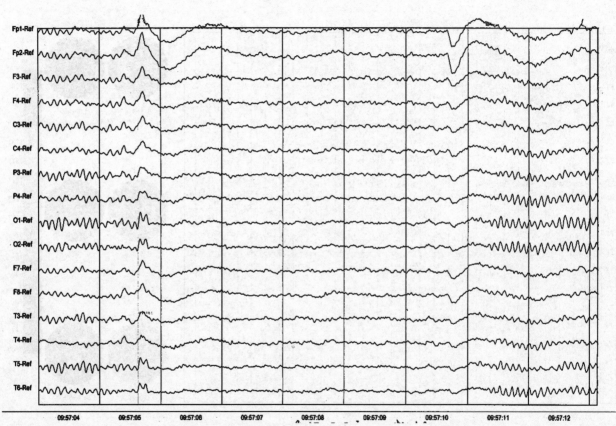

图 47　睁闭眼实验（反应速度与反应程度正常）：睁眼后 0.09～0.7 秒后出现 α 波的抑制反应，闭眼后 0.09～0.7 秒内 α 抑制恢复正常；反应程度：多在 0.09～0.7 秒内达到 α 节律的完全抑制

第二节　成人不同年龄正常脑电图

1.2.1　青壮年不同年龄（18～60岁）正常脑电图

正常成人（18～60岁）脑电图图谱说明：

正常成人在清醒闭目状态下脑电图（80%～90%）均以 α 波节律为优势频率，分布正常，波形规整，调幅现象可（α 波幅在 30～90μV 之间，枕顶部波幅最高）。α 波调节稳定，多数人频率稳定在 9～11Hz/s 之间，少数人在 12～13Hz/s 之间。头前部可见少量或少许散在低幅 β 波。额、颞区间以少量散在中幅 4～7.5Hz θ 波与少许 θ 活动（不出现阵发性高波幅慢波节律）。睁闭眼试验、闪光刺激试验、过度换气试验均有正常反应（如睁眼时 α 抑制，闭眼时 α 出现）。清醒期不出现异常波，如阵发性高幅慢波节律与尖慢、棘慢、多尖慢、多棘慢综合波。

正常成人轻睡（浅睡期）状态：背景以中幅 4～6Hz 与少量 7Hz θ 节律为主，间以少量低幅 δ 波，两侧对称性尚可。常导出现 14Hz/s 睡眠纺锤波群，亦见少许散在低幅 β 波（随年龄增大，θ 波频率亦变慢，δ 波频率随之增加。但睡眠期不应出现睡眠纺锤波缺失，不出现异常波，如阵发性高幅慢波节律与尖慢、棘慢、多尖慢、多棘慢综合波）。

陈某，男，18 岁

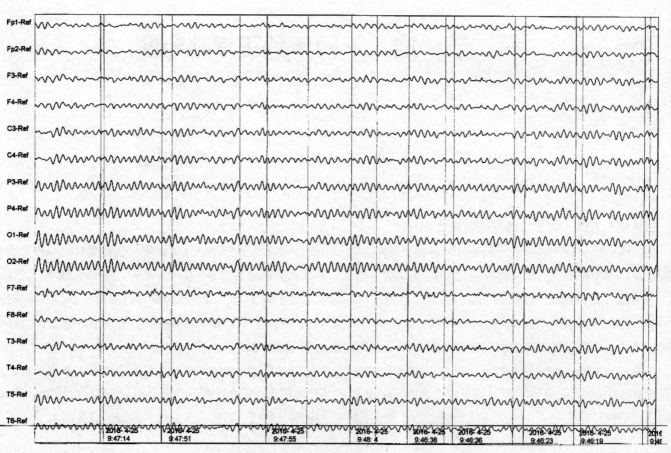

图 48　正常脑电图（清醒闭目状态，α 节律为主）

赵某，女，19 岁

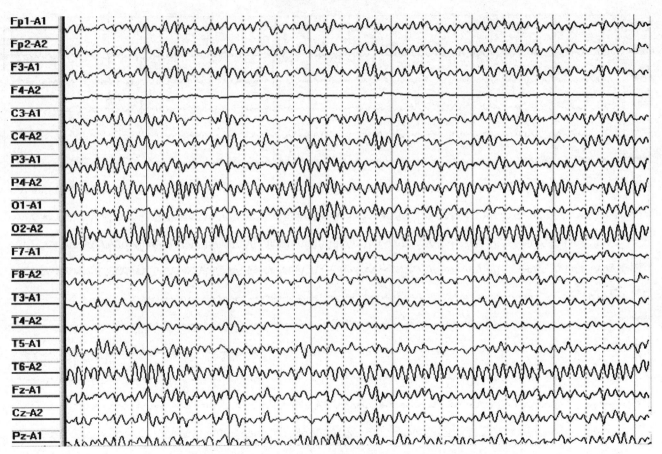

图 49　正常脑电图（清醒闭目状态，α 节律为主）

丁某，男，20岁

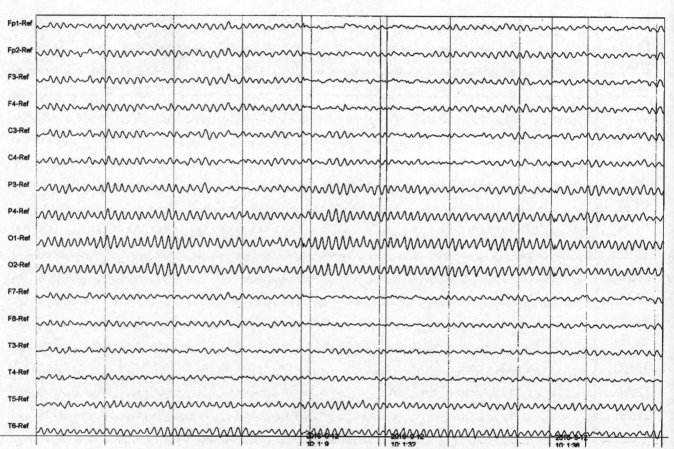

图 50　正常脑电图（清醒闭目状态，α 节律为主）

同　前

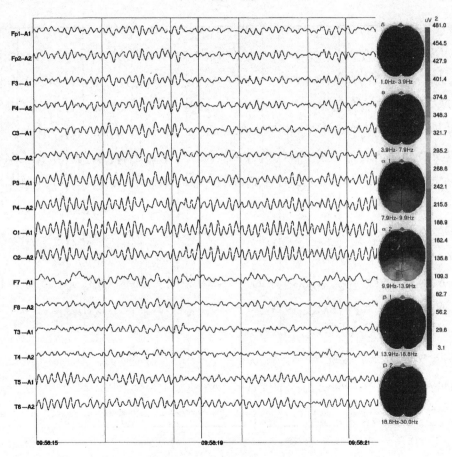

图 51　正常脑电图（清醒闭目状态，α 节律为主）

成某，女，21 岁

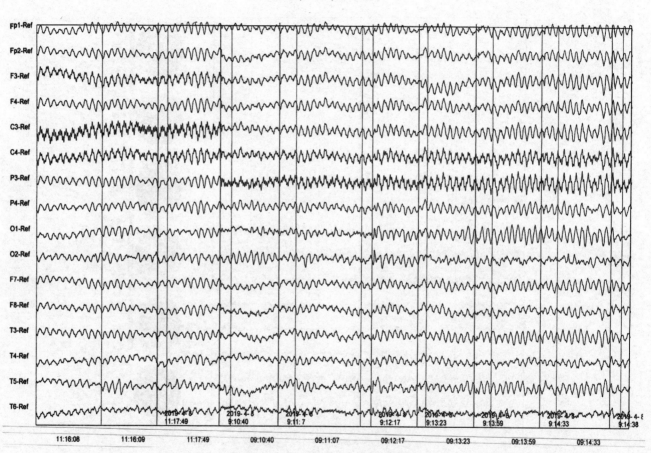

图 52　正常脑电图（清醒闭目状态，α 节律为主）

陈某，男，22 岁

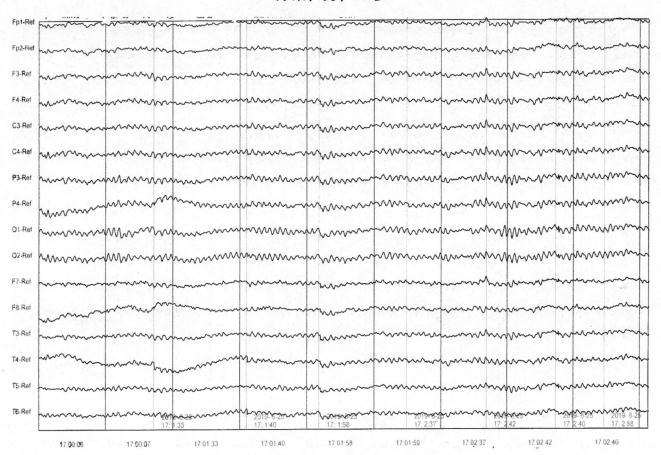

图 53 正常脑电图（清醒闭目状态，α 节律为主）

冶某，男，23岁

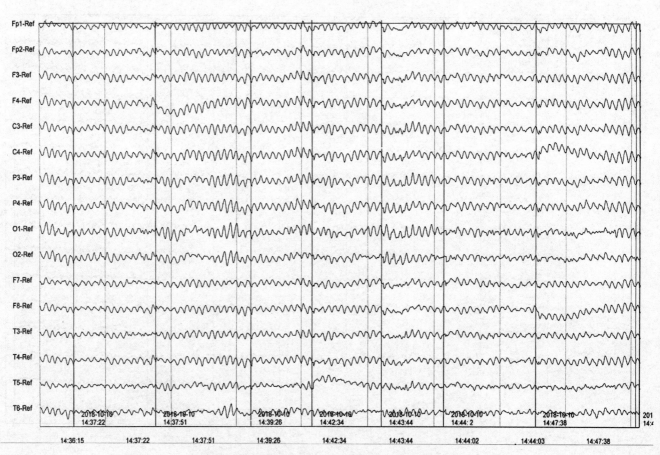

图 54　正常脑电图（清醒闭目状态，α节律为主）

索某，男，24 岁

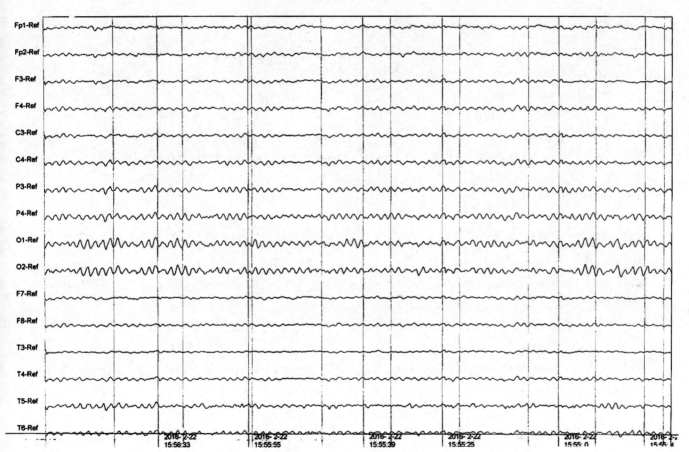

图 55 正常脑电图（清醒闭目状态，α 节律为主）

陈某，男，25岁

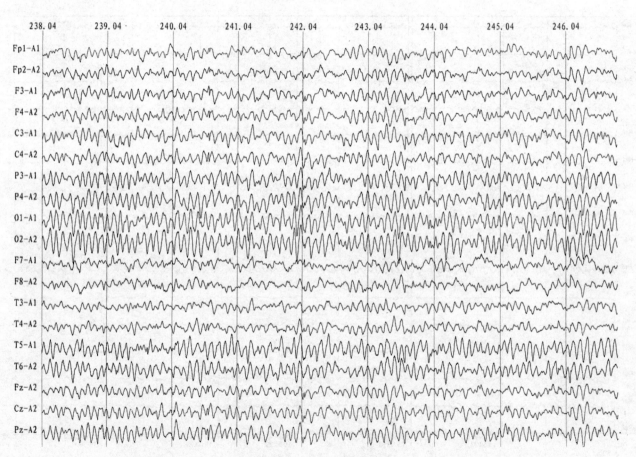

图 56　正常脑电图（清醒闭目状态，α节律为主）

王某，女，26 岁

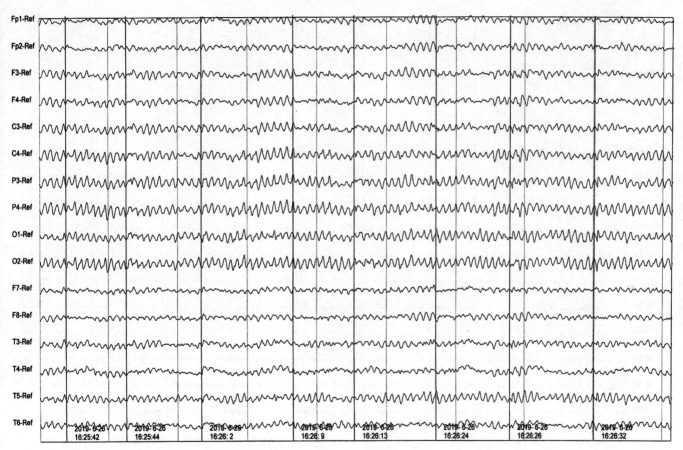

图 57　正常脑电图（清醒闭目状态，α 节律为主）

才某，男，27岁

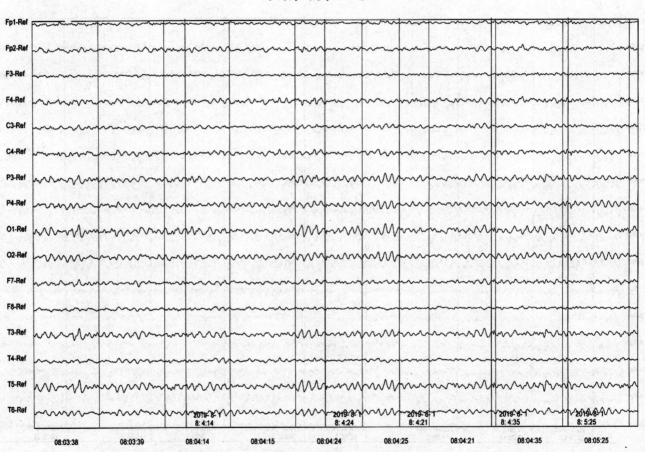

图 58　正常脑电图（清醒闭目状态，α 节律为主）

多某，女，28岁

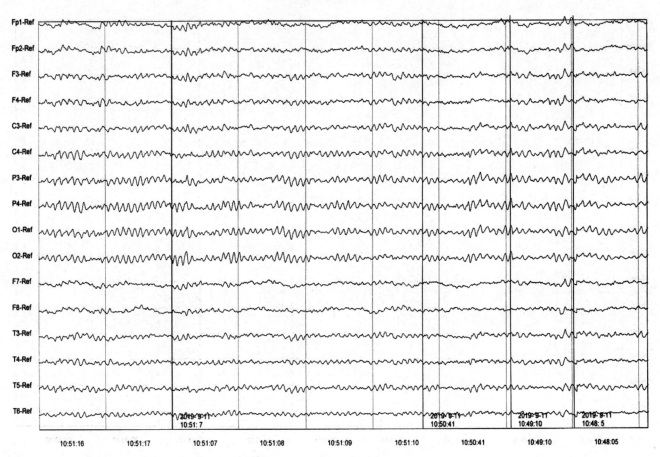

图 59　正常脑电图（清醒闭目状态，α 节律为主）

荣某，男，29岁（睡眠期）

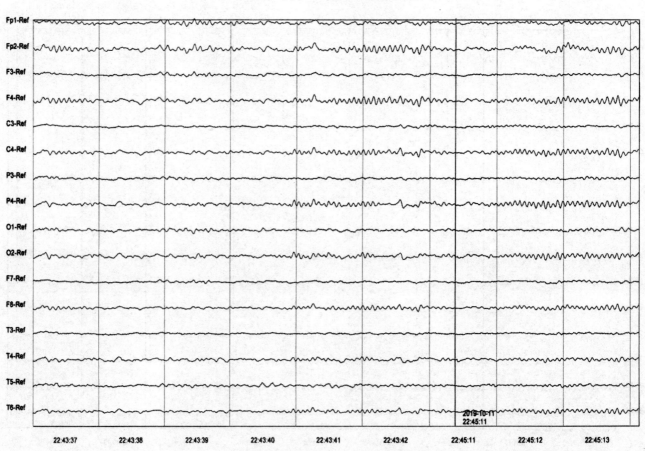

图 60　正常脑电图（睡眠轻睡期）

马某，男，30 岁

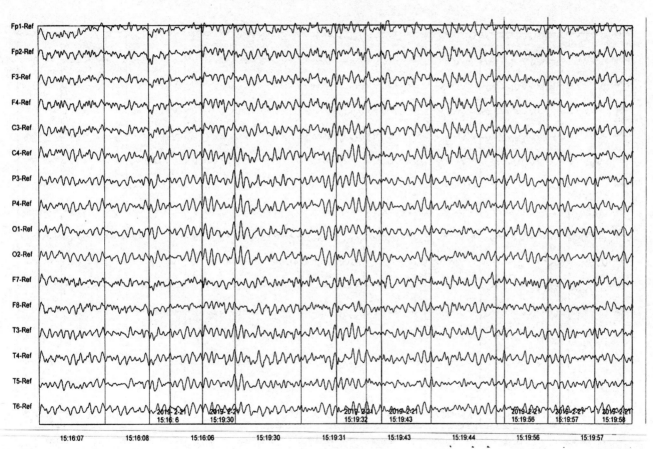

图 61 正常脑电图（清醒闭目状态，α 节律为主）

马某，女，31 岁

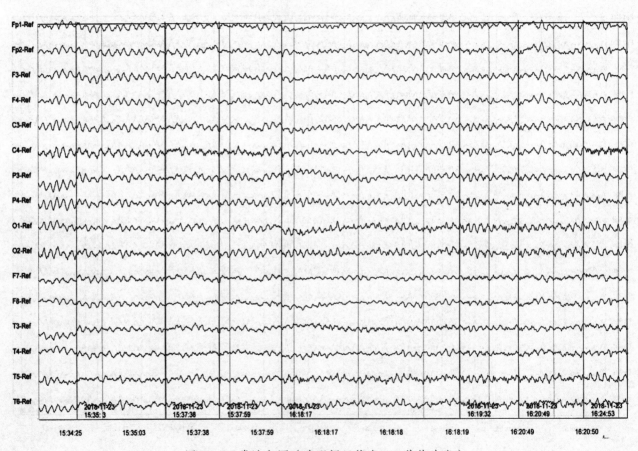

图 62　正常脑电图（清醒闭目状态，α 节律为主）

马某，女，32岁

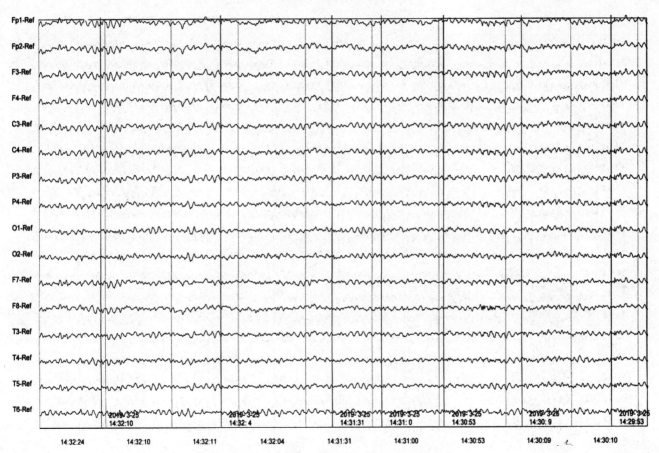

图 63　正常脑电图（清醒闭目状态，α节律为主）

麦某，男，33 岁

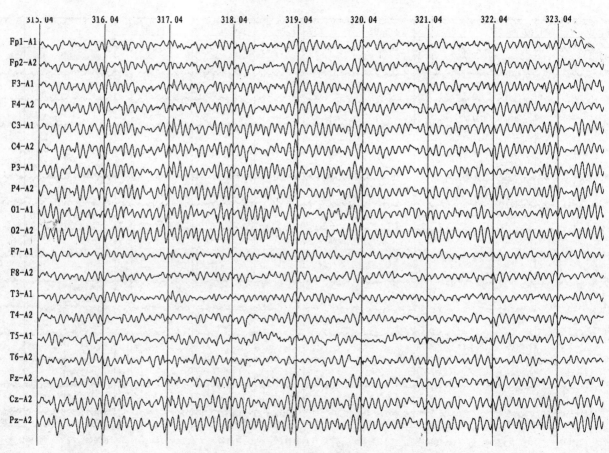

图 64　正常脑电图（清醒闭目状态，α 节律为主）

同 前

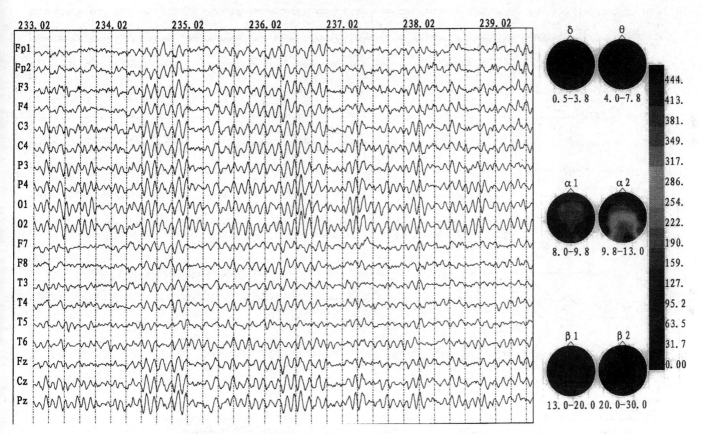

图 65 正常脑电图（清醒闭目状态，α节律为主）

顾某，男，34岁（睡眠期）

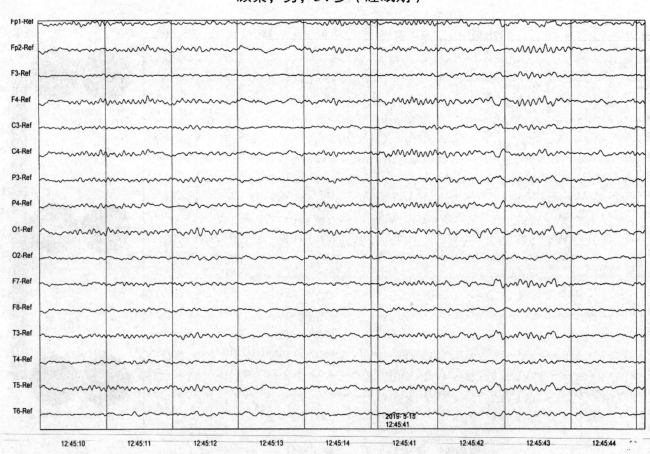

图 66　正常脑电图（睡眠轻睡期）

张某，男，35 岁

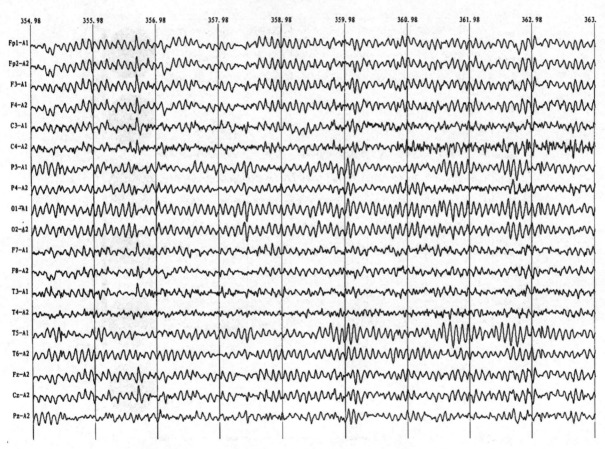

图 67　正常脑电图（清醒闭目状态，α 节律为主）

同 前

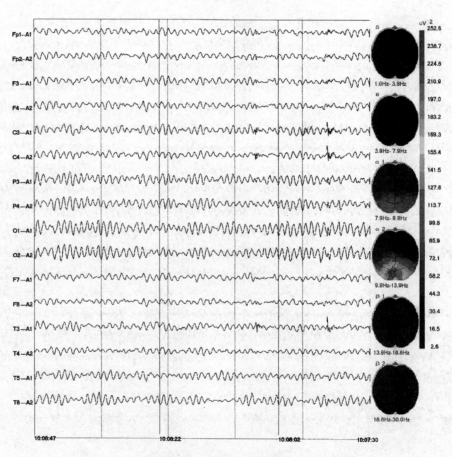

图 68　正常脑电图（清醒闭目状态，α 节律为主）

马某，女，36岁

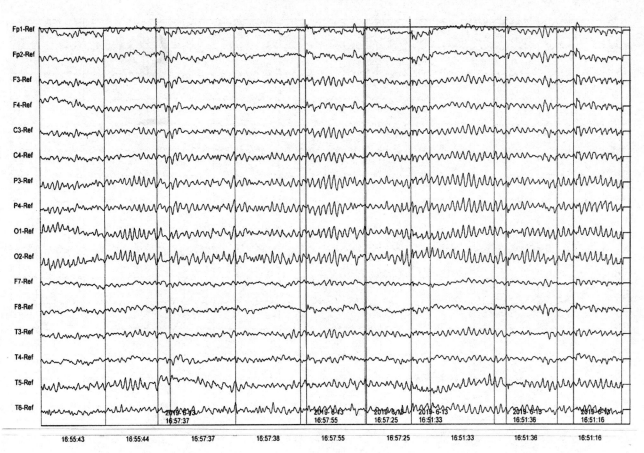

图 69　正常脑电图（清醒闭目状态，α节律为主）

冶某，男，37 岁

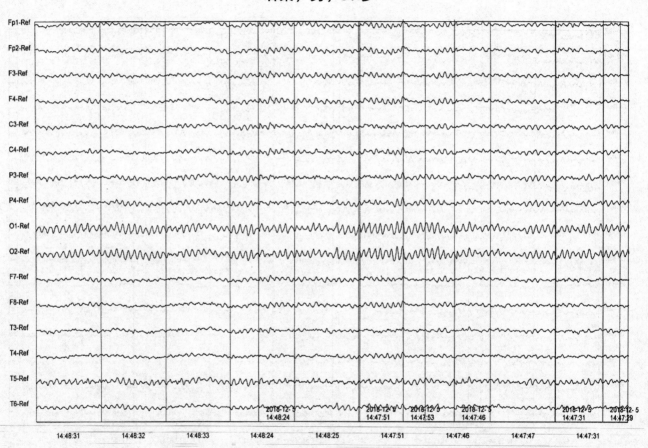

图 70　正常脑电图（清醒闭目状态，α 节律为主）

蒋某，女，38 岁

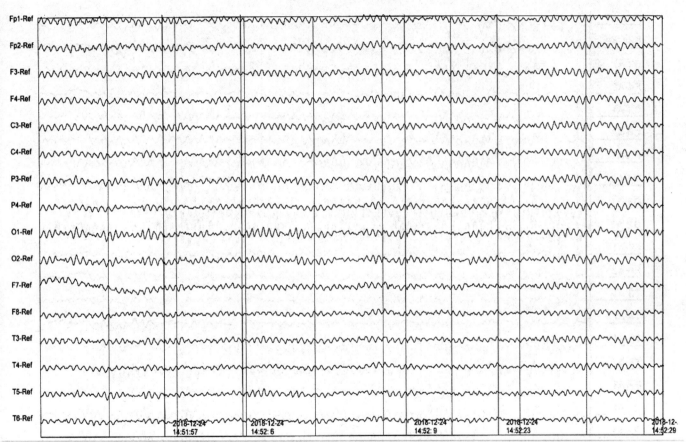

图 71　正常脑电图（清醒闭目状态，α节律为主）

袁某，女，39 岁

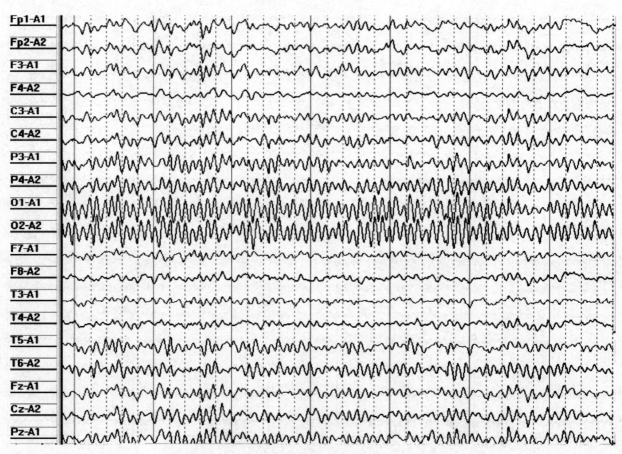

图 72　正常脑电图（清醒闭目状态，α节律为主）

王某，女，40 岁

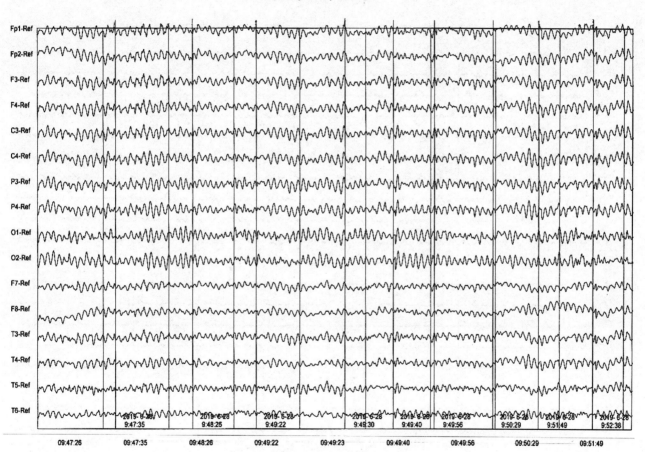

图 73　正常脑电图（清醒闭目状态，α节律为主）

陈某，女，41 岁

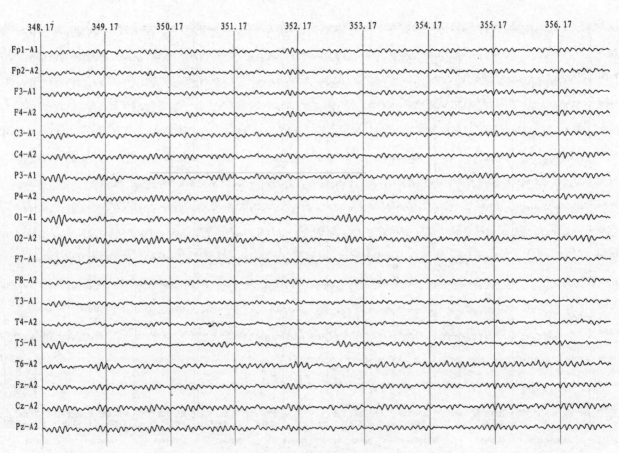

图 74　正常脑电图（清醒闭目状态，α 节律为主）

成某，女，42 岁

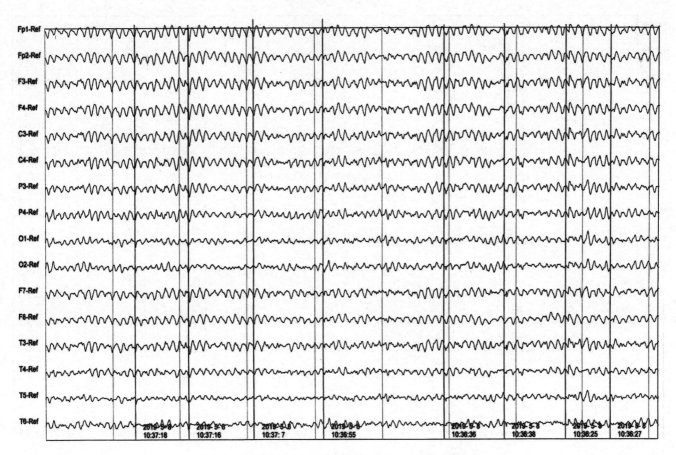

图 75 正常脑电图（清醒闭目状态，α 节律为主）

王某，男，43岁

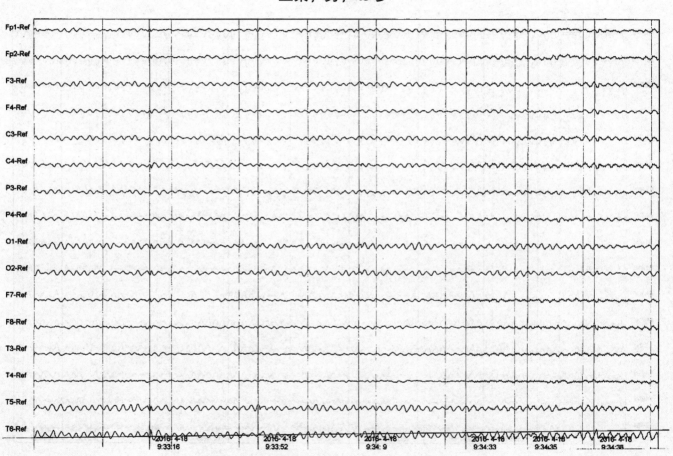

图 76　正常脑电图（清醒闭目状态，α 节律为主）

占某，女，44 岁

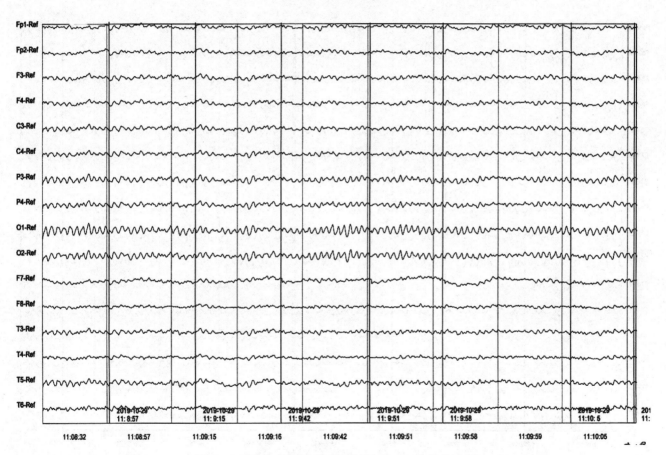

图 77　正常脑电图（清醒闭目状态，α 节律为主）

多某，女，45 岁

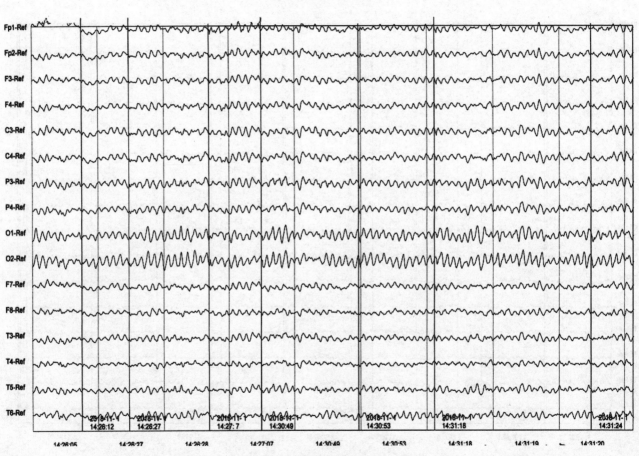

图 78　正常脑电图（清醒闭目状态，α 节律为主）

王某，男，47 岁

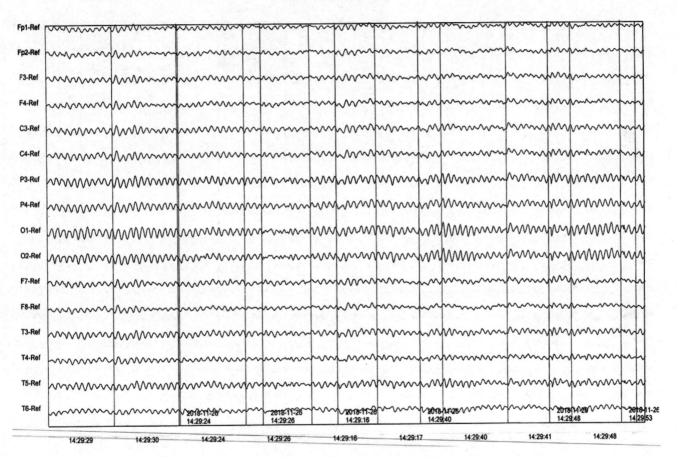

图 79　正常脑电图（清醒闭目状态，α 节律为主）

王某，男，48 岁

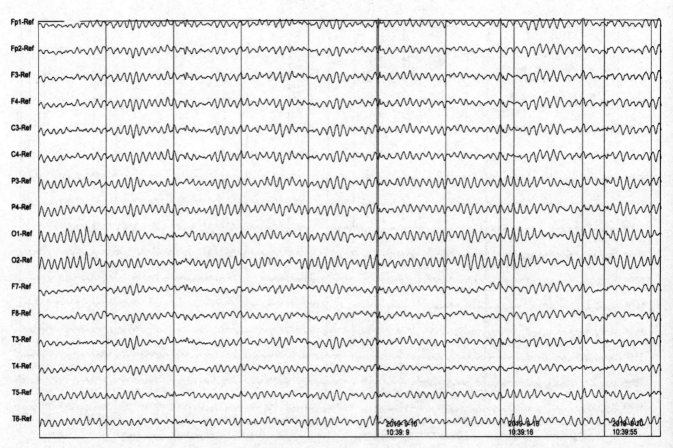

图 80　正常脑电图（清醒闭目状态，α 节律为主）

郁某，男，49 岁

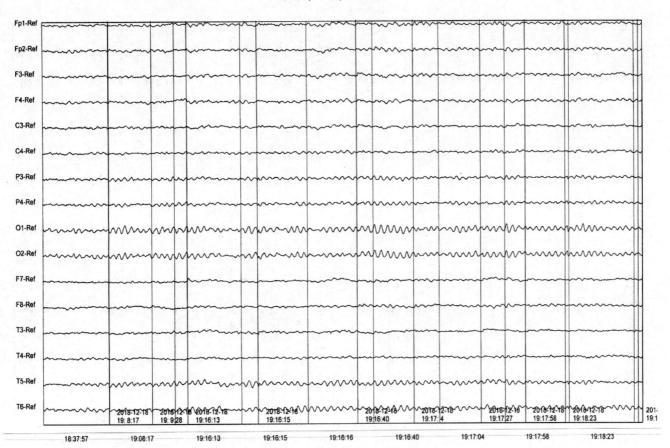

图 81 正常脑电图（清醒闭目状态，α 节律为主）

成某，女，50岁

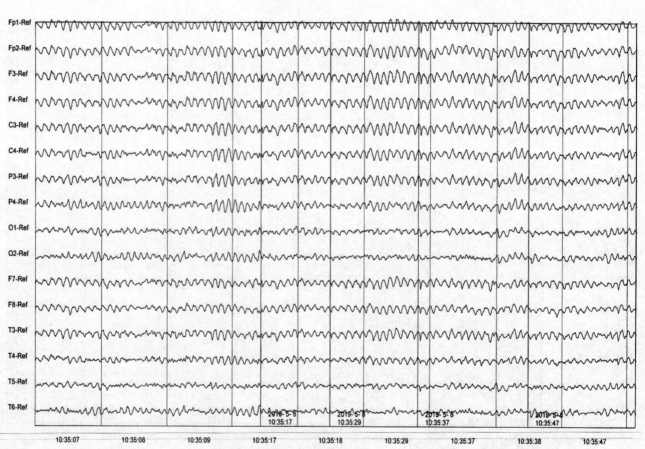

图 82　正常脑电图（清醒闭目状态，α 节律为主）

张某，女，51 岁

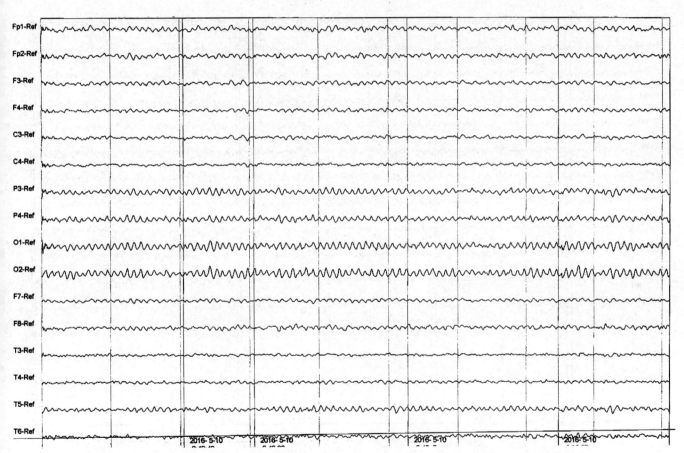

图 83　正常脑电图（清醒闭目状态，α 节律为主）

程某，男，52岁

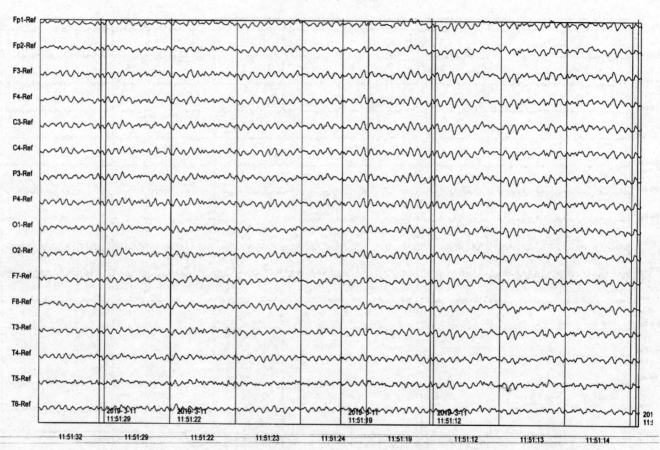

图84　正常脑电图（清醒闭目状态，α节律为主）

侯某，男，53 岁

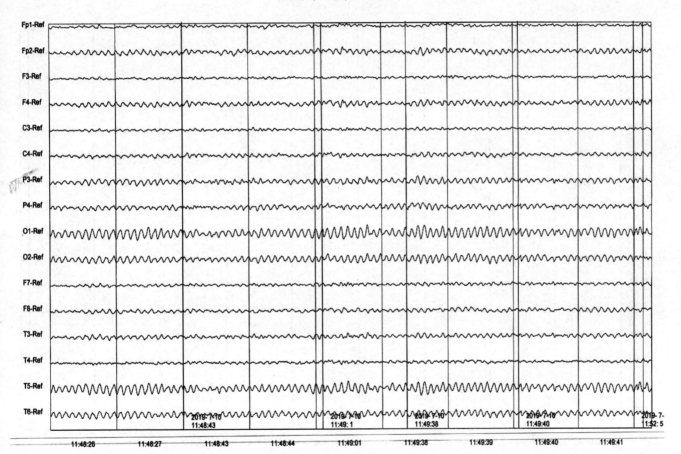

图 85　正常脑电图（清醒闭目状态，α 节律为主）

同前

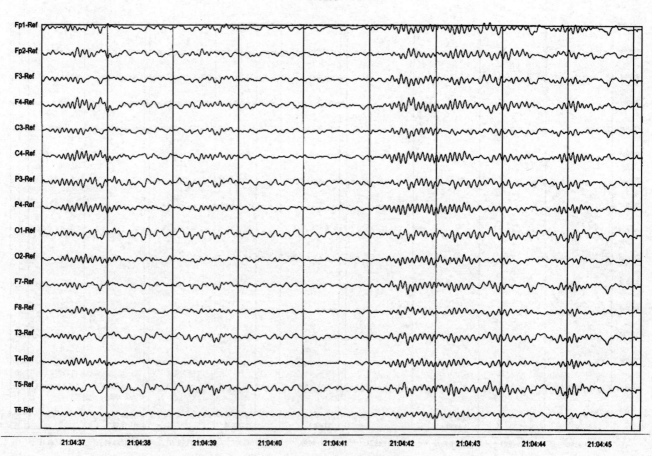

图 86　正常脑电图（轻睡期）

同前

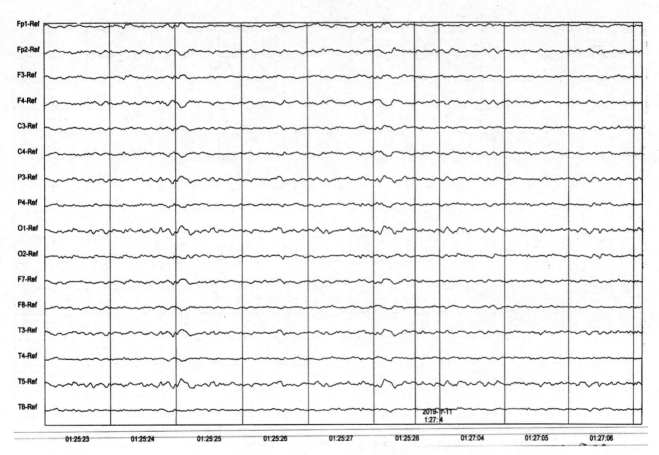

图 87 正常脑电图（中睡期）

同前

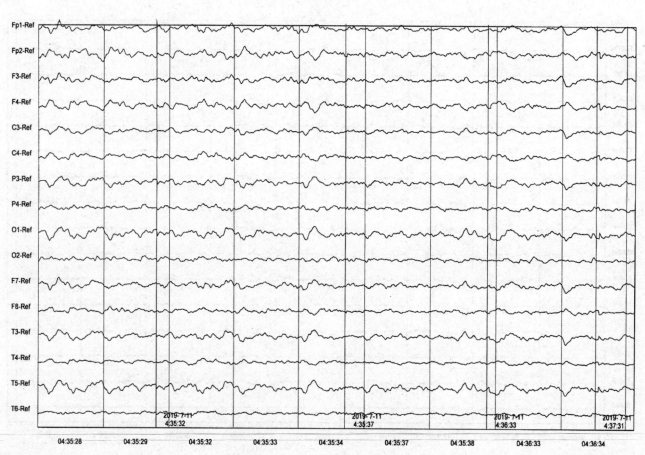

图 88　正常脑电图（深睡期）

李某，女，54岁

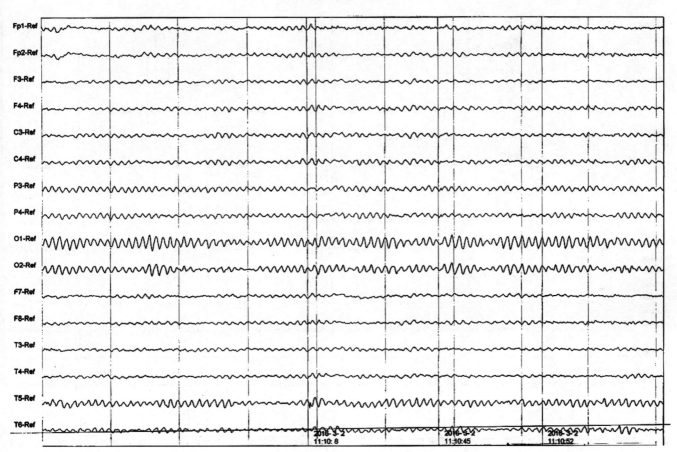

图 89 正常脑电图（清醒闭目状态，α 节律为主）

袁某，女，55岁

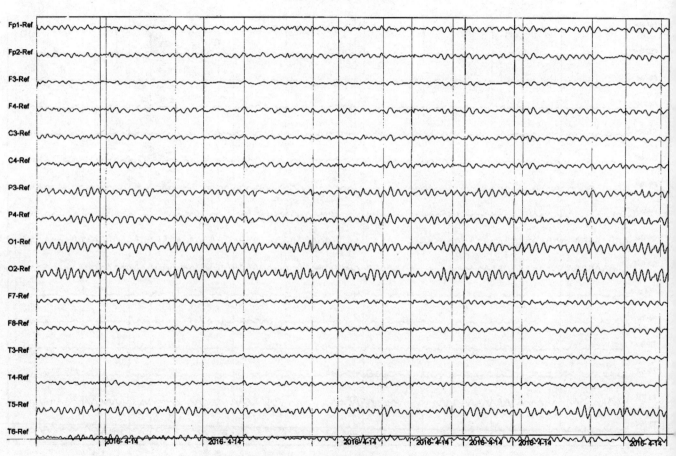

图 90　正常脑电图（清醒闭目状态，α 节律为主）

韩某，男，56 岁

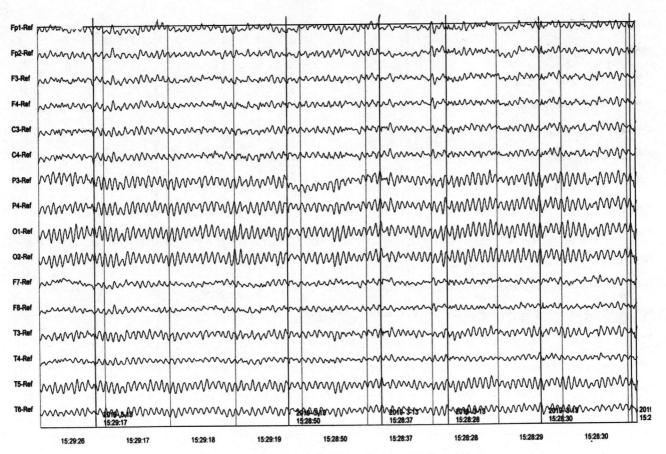

图 91　正常脑电图（清醒闭目状态，α 节律为主）

史某，男，57岁

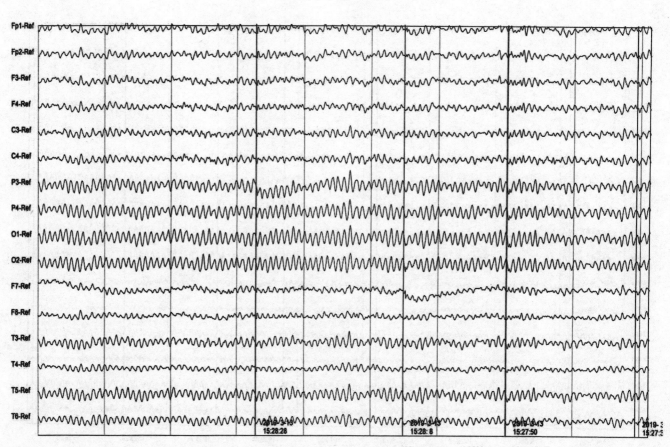

图 92　正常脑电图（清醒闭目状态，α 节律为主）

代某，男，58岁

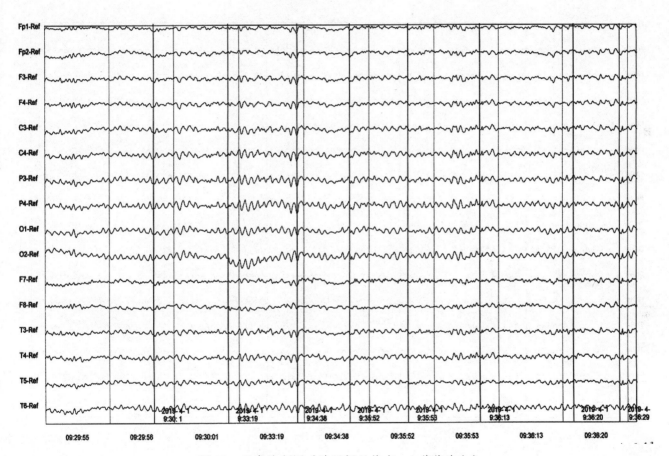

图 93 正常脑电图（清醒闭目状态，α节律为主）

韩某，男，59 岁

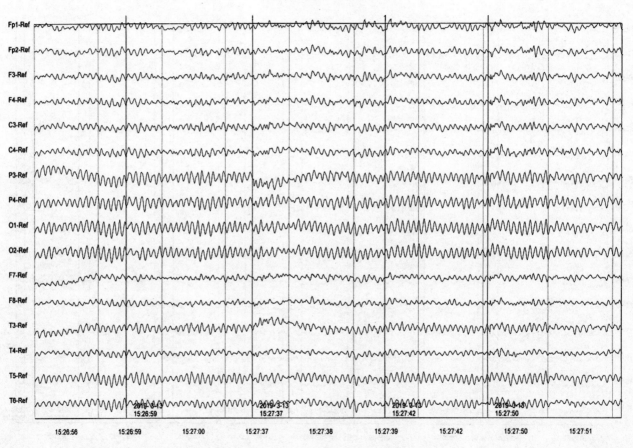

图 94　正常脑电图（清醒闭目状态，α节律为主）

梁某，女，60岁

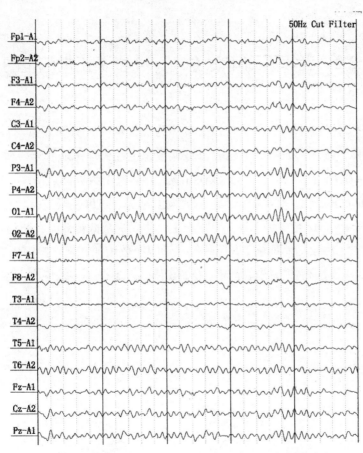

图 95　正常脑电图（清醒闭目状态，α 节律为主）

1.2.2　老年不同年龄（61～94岁）正常脑电图

正常老年人在清醒闭目状态下脑电图（90%）均以α节律为优势频率，分布正常。波形欠规整（年龄越大者越显），调幅现象欠佳（α波幅降低，枕顶部波幅不明显），α波调节稳定性欠佳（随着年龄增大，α波频率有复慢倾向，数在9～9.5Hz，亦见少量8Hzα波出现）。头前部可见散在β波，随年龄增大亦随之增多。头前部及颞区θ波随年龄增亦有所增多，且可混杂有散在的δ波出现。睁闭眼试验、闪光刺激试验、过度换气试验均有正常反应，但反应差。

老年人轻睡期背景以低中幅4～6Hz与少量7Hzθ节律为主，间以少量低幅δ波，两侧对称性尚可。各导出现睡眠锤波群，亦见少许散在低幅β波。老年人睡眠深度有所减低，觉醒次数增加，但在睡眠周期中应无睡眠纺锤波缺失、眠周期倒置，不出现异常波，如阵发性高幅慢波节律与尖慢、棘慢、多尖慢、多棘慢综合波。

钱某，女，63 岁

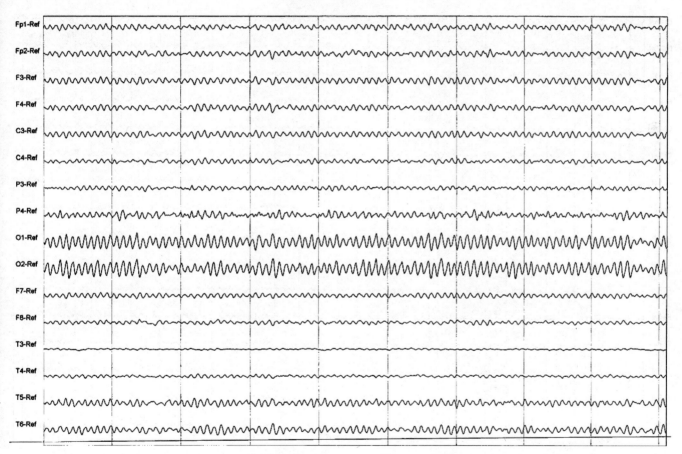

图 96 正常脑电图（清醒闭目状态，α 节律为主）

张某，男，63 岁

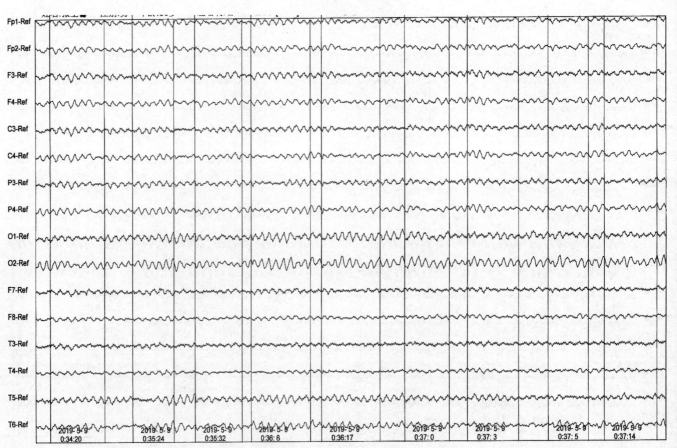

图 97　正常脑电图（轻睡期）

张某，男，63 岁

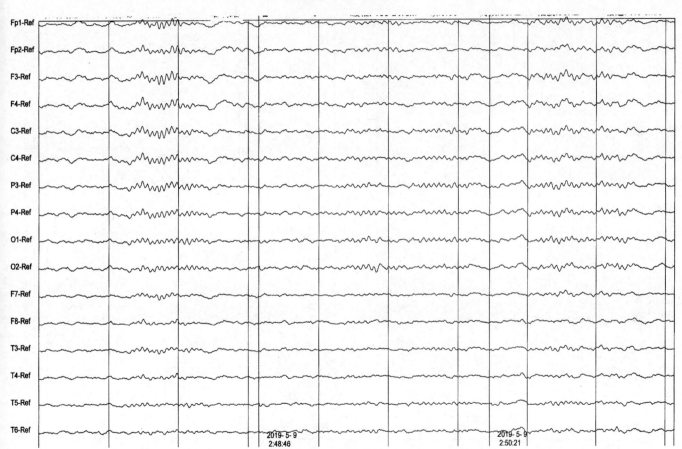

图 98　正常脑电图（思睡期）

张某，男，63岁

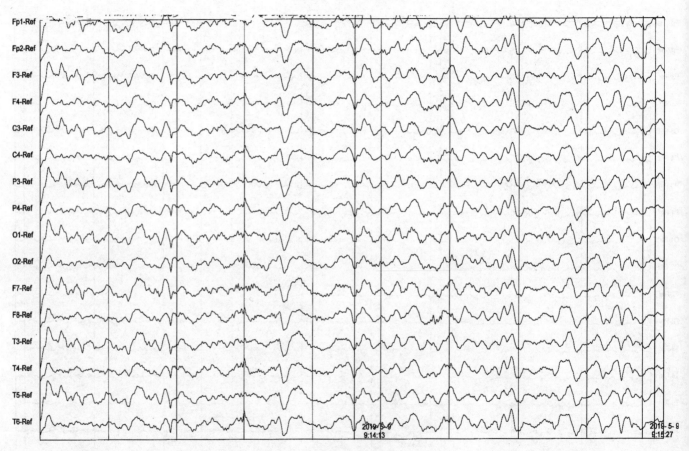

图 99　正常脑电图（中睡期）

韩某，女，64 岁

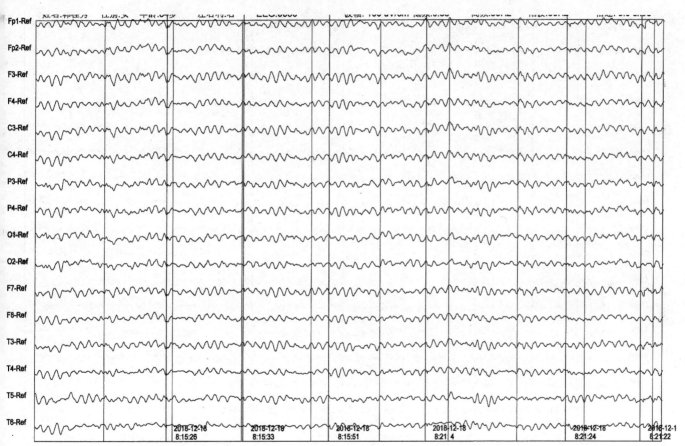

图 100　正常脑电图（清醒闭目状态，α 节律为主）

曾某，女，65岁

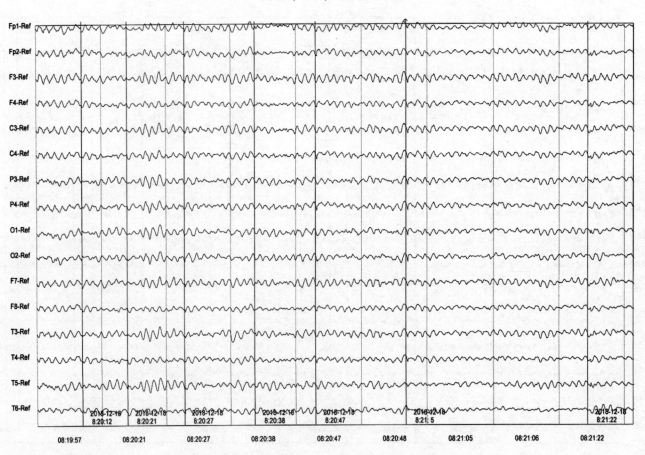

图 101　正常脑电图（清醒闭目状态，α节律为主）

韩某，女，66 岁

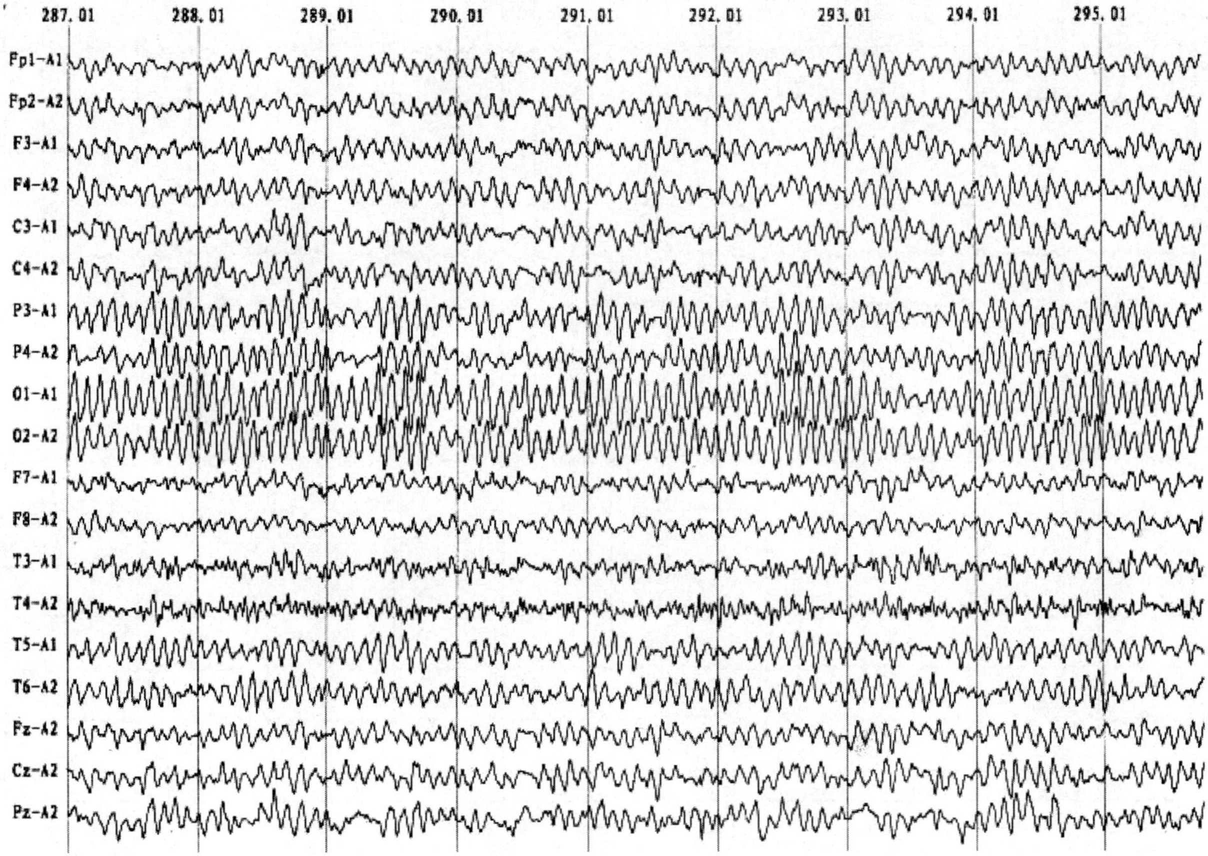

图 102　正常脑电图（清醒闭目状态，α 节律为主）

许某，女，68 岁

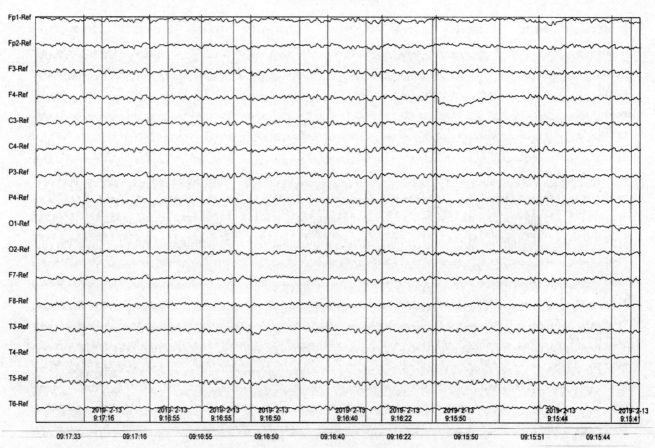

图 103　正常脑电图（清醒闭目状态，α 节律为主）

李某，女，72 岁

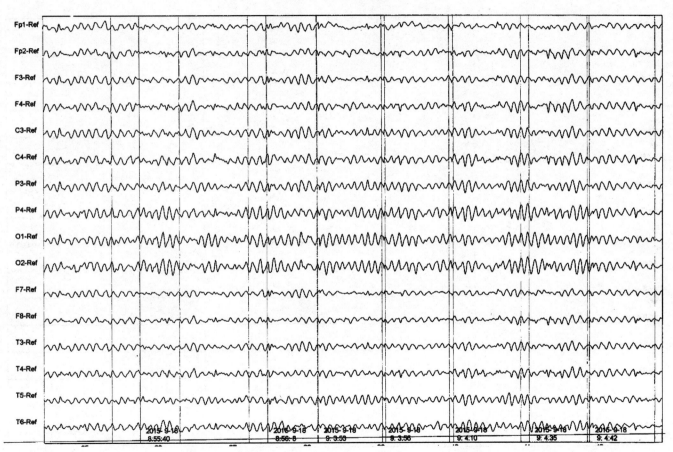

图 104　正常脑电图（清醒闭目状态，α 节律为主）

陈某，女，75岁

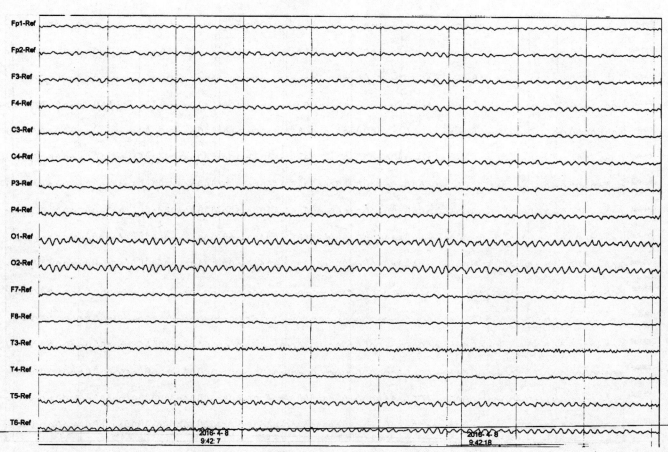

图 105 正常脑电图（清醒闭目状态，α节律为主）

苏某，男，78 岁

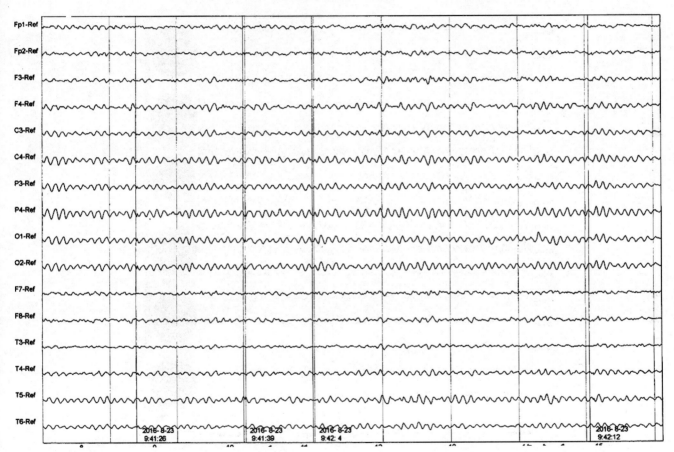

图 106　正常脑电图（清醒闭目状态，α 节律为主）

同　前

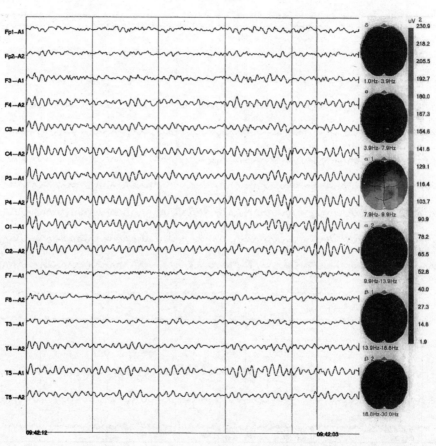

图 107　正常脑电图（清醒闭目状态，α 节律为主）

李某，男，79 岁

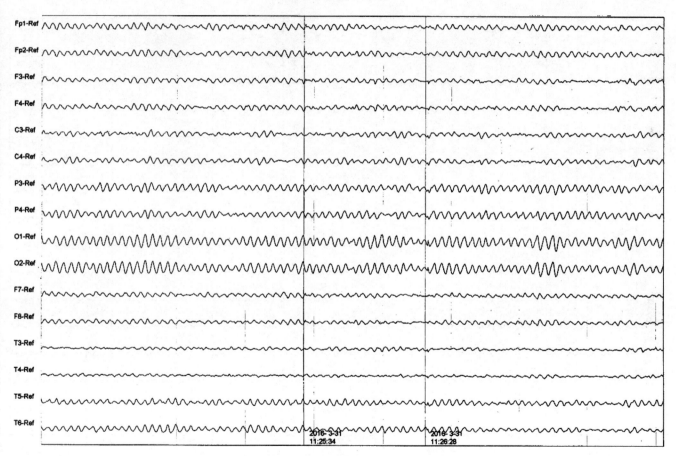

图 108 正常脑电图（清醒闭目状态，α 节律为主）

高某，女，80岁

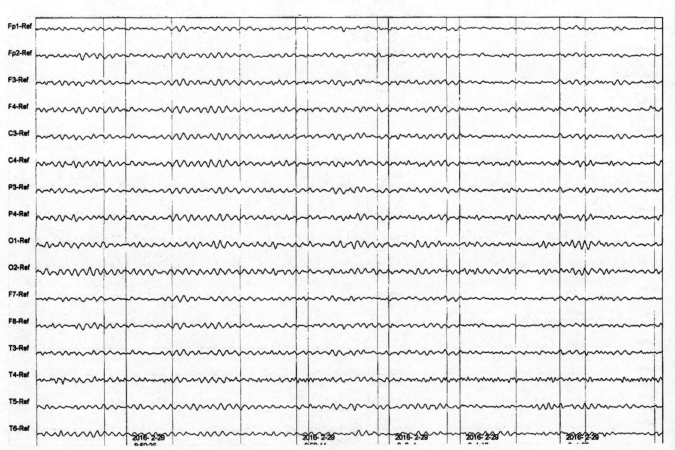

图 109　正常脑电图（清醒闭目状态，α 节律为主）

严某，女，81 岁

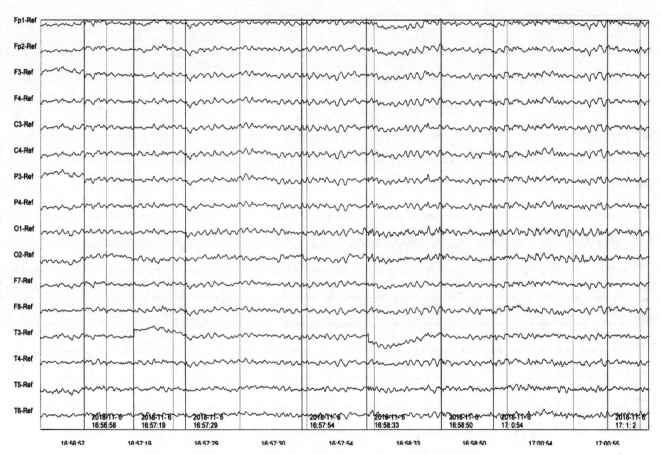

图 110　正常脑电图（清醒闭目状态，α 节律为主）

孙某，男，83岁

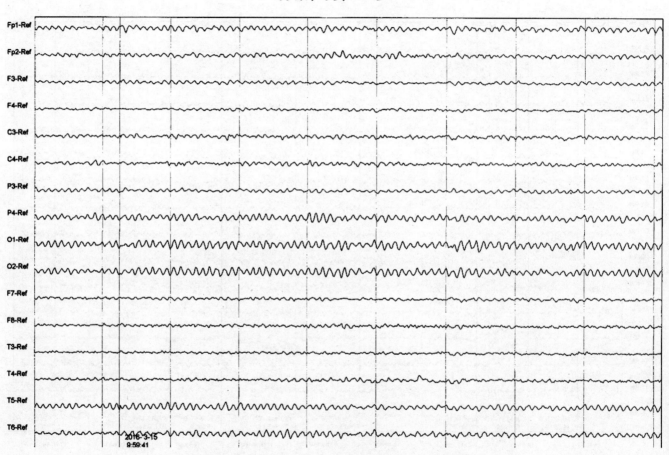

图 111　正常脑电图（清醒闭目状态，α 节律为主）

朱某，女，86 岁

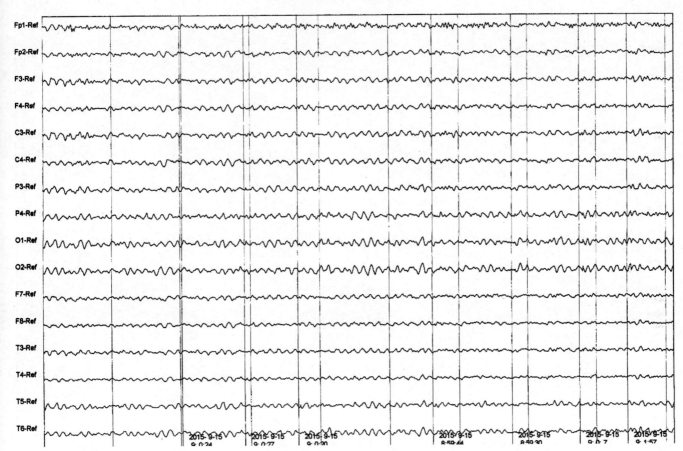

图 112　正常脑电图（清醒闭目状态，α 节律为主）

张某，女，87岁

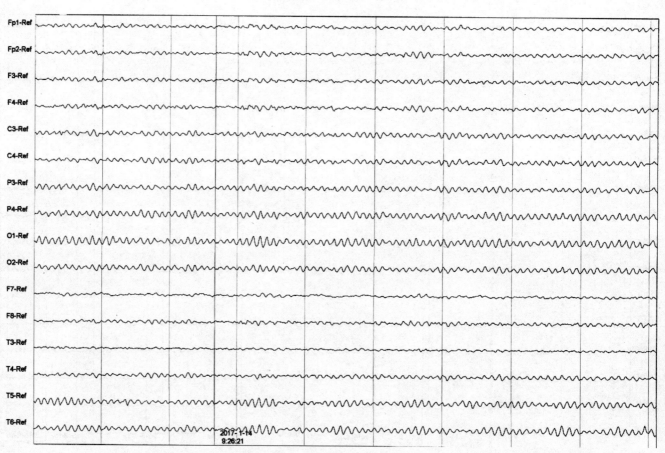

图 113　正常脑电图（清醒闭目状态，α 节律为主）

朱某，男，91 岁

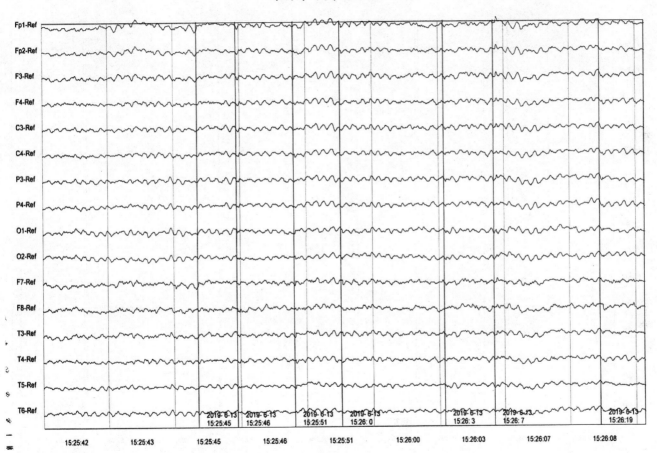

图 114 正常脑电图（清醒闭目状态，α 节律为主）

冯某，男，92 岁

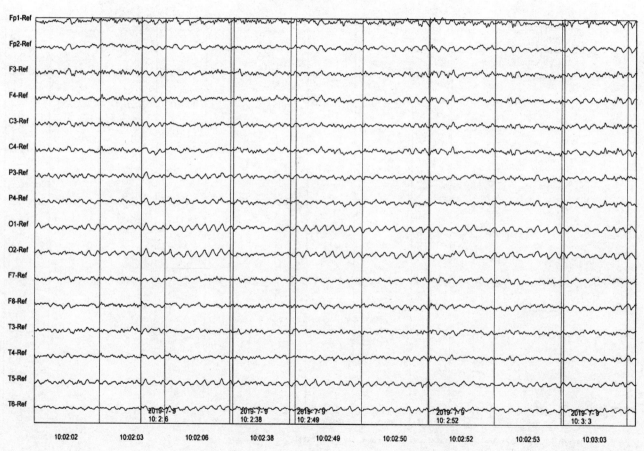

图 115　正常脑电图（清醒闭目状态，α 节律为主）

骈某，男，94 岁

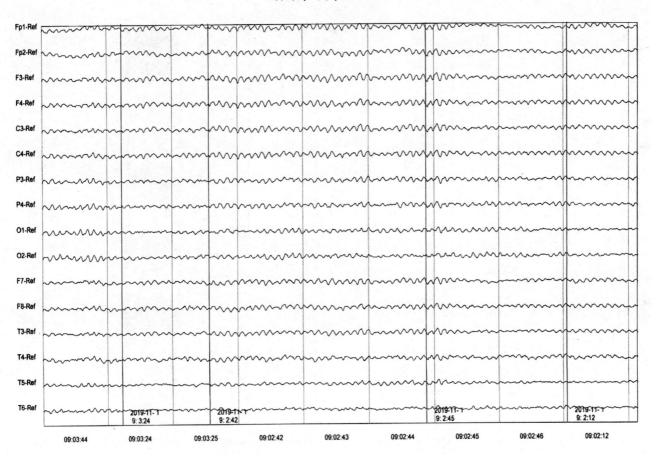

图 116　正常脑电图（清醒闭目状态，α 节律为主）

同　前

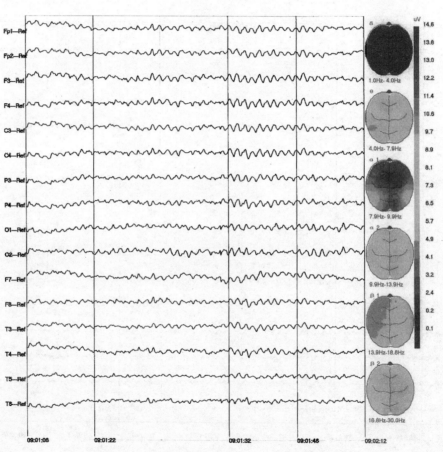

图 117　正常脑电图（清醒闭目状态，α 节律为主）

第二章　异常脑电图

第一节　局限性癫痫

辜某，男，5岁，痫样波（局限性癫痫）

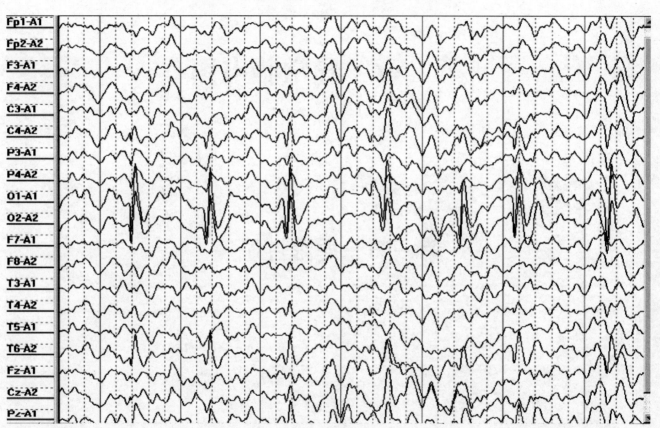

图 118　轻睡期，背景活动可，对称；于右额、侧中央、颞区与两侧枕部可见少量散在中高幅尖慢综合波

赵某，男，6 岁 9 个月，局限性癫痫，CT 检查结果阴性（−）

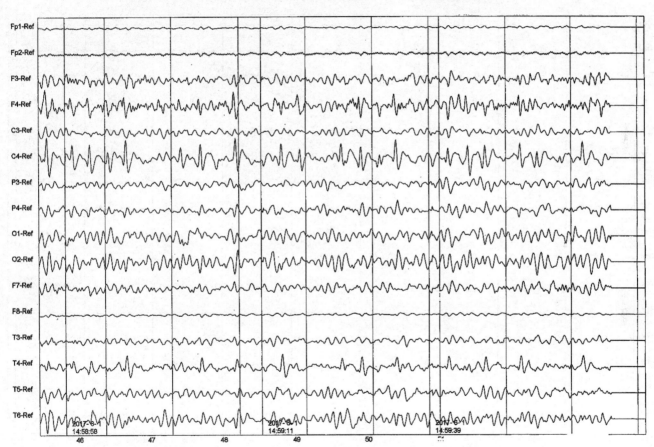

图 119　清醒闭目时，于右额、侧中央、中颞区可见少量散在中幅尖慢综合波

同 前

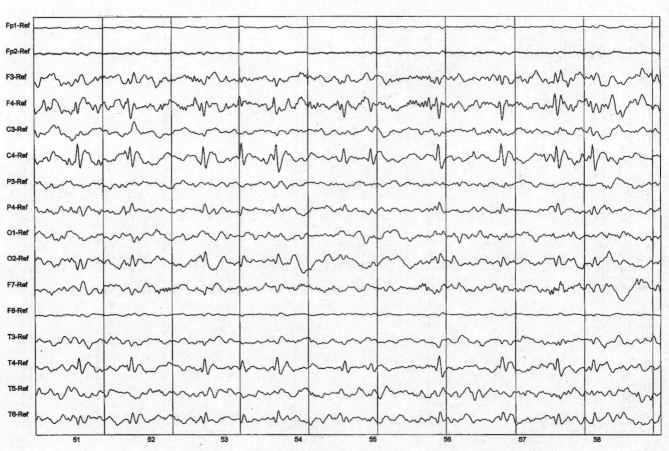

图 120 睡眠期，右额、侧中央、枕顶、中后颞区可见稍多量尖慢综合波

同　前

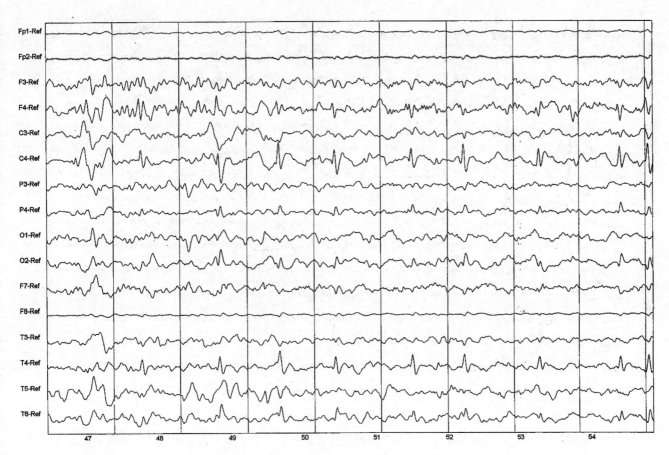

图 121　睡眠期，病理波部位扩大，数量增多

闹某，男，7岁（抽搐待查？）

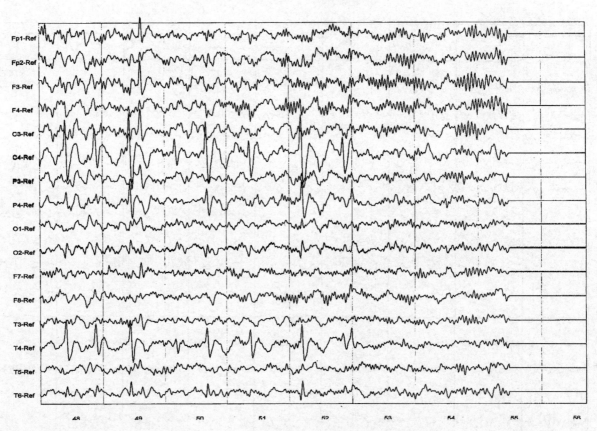

图 122　轻睡期，于右侧中央、顶、中后颞区与左侧额区、额、侧中央区出现少量散在中幅尖慢综合波

赵某，男，7岁，局限性癫痫

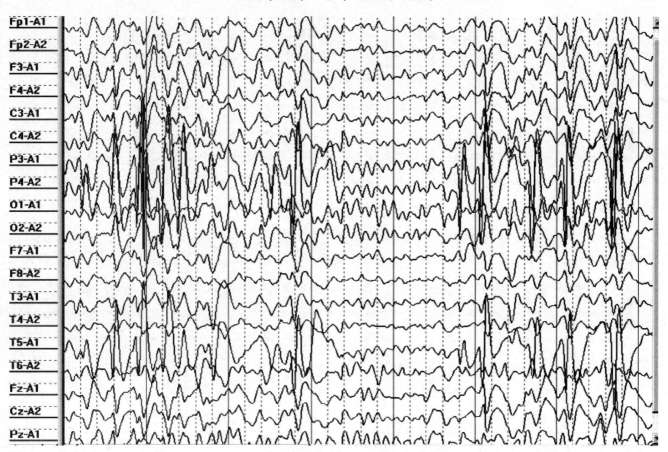

图 123 清醒闭目时，于两侧顶、中央区与左额、侧中央、颞区出现少量中高幅尖慢综合波

王某，女，7 岁 2 个月，抽搐待查（局限性癫痫？）

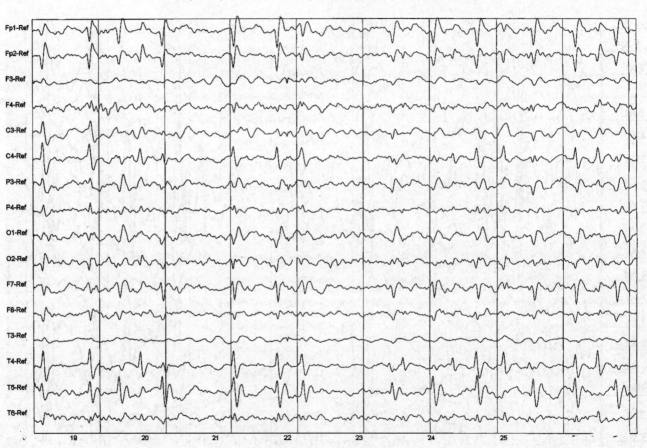

图 124　两侧额极，侧中央，顶与左前颞区、后颞区及右中颞区，出现少量中幅尖慢综合波

王某，男，9 岁，抽搐待查（局限性癫痫？）

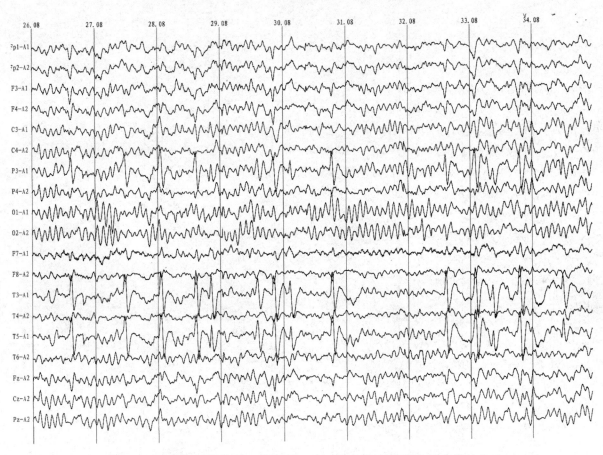

图 125　清醒闭目状态下，左侧顶、中后颞区出现散在中幅尖慢综合波

同 前

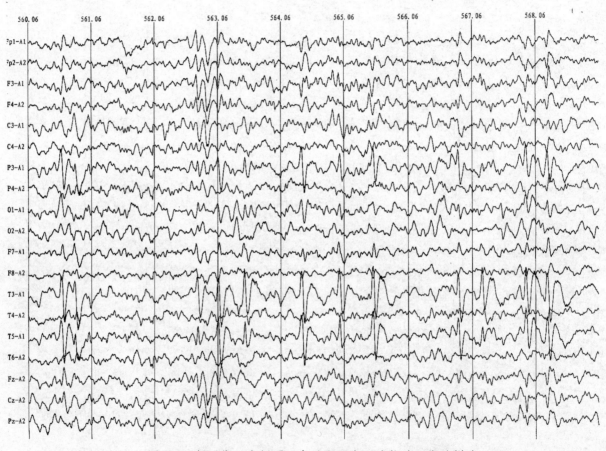

图 126 轻睡期，左侧顶、中后颞区病理波较清醒期略增多

同　前

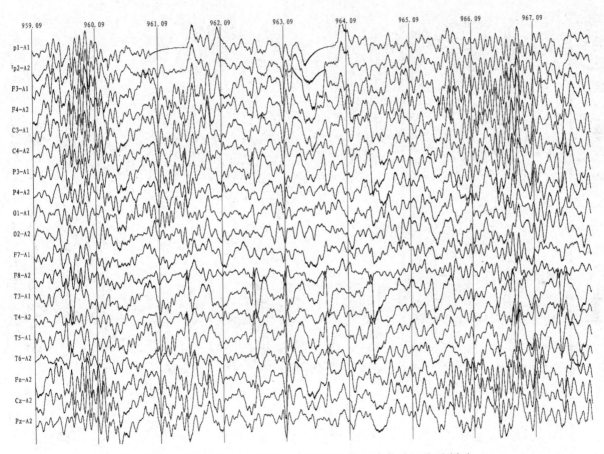

图 127　轻睡期，左侧顶、中后颞区病理波较清醒期略增多

杨某，男，10岁，局限性癫痫

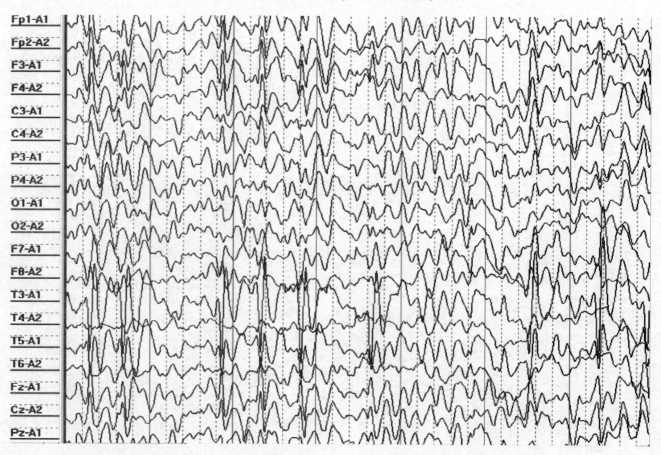

图 128　清醒闭目时，于两侧额极、额、中央区与左颞区出现中高幅尖慢综合波

同　前

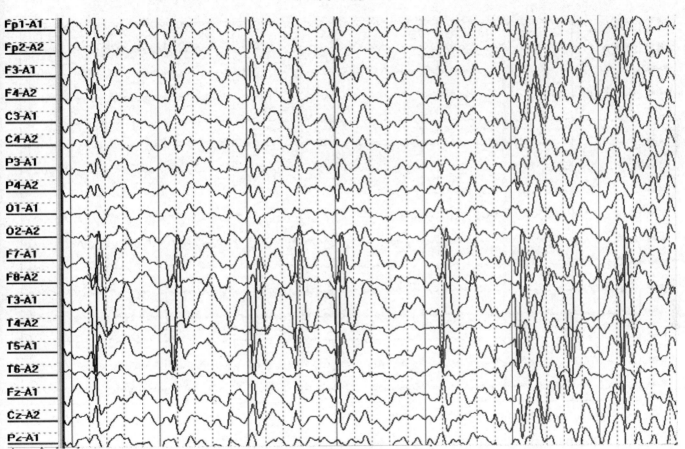

图 129　轻睡期，病理波较清醒期增多

袁某，男，10岁，CT 检查结果阴性（－），未停抗癫痫药

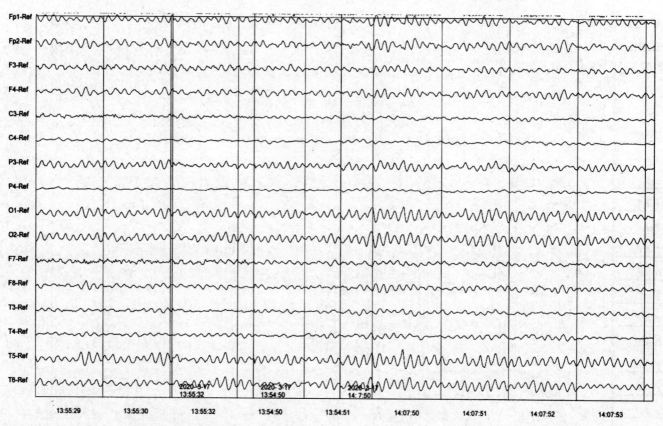

图 130　清醒闭目状态下，以中幅 9～9.5Hz α 节律与少量 10Hz α 波为主，两侧对称性可，头前部及颞区可见少量中幅 5～7.5Hz θ 波与少许 θ 节律

同　前

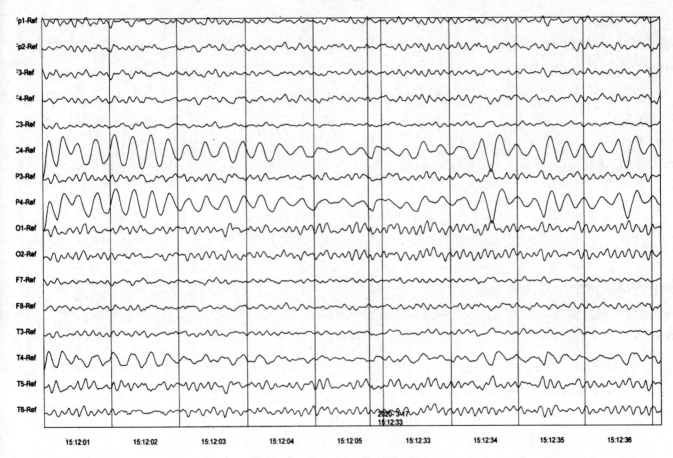

图 131　清醒闭目状态下，右侧中央、顶区及中颞区多次阵发出现中幅 3.5 ～ 4Hz 节律

同　前

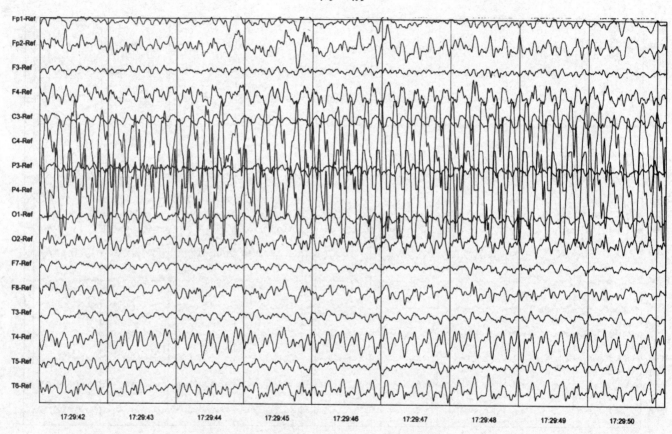

图 132　思睡期，右侧各导与左侧中央、顶区多次阵发中高幅 4.5 ～ 5Hz 节律，其间夹杂少量棘
慢综合波与少许尖慢综合波，以右额、侧中央顶为主

牟某，男，10 岁，头晕待查，局限性癫痫

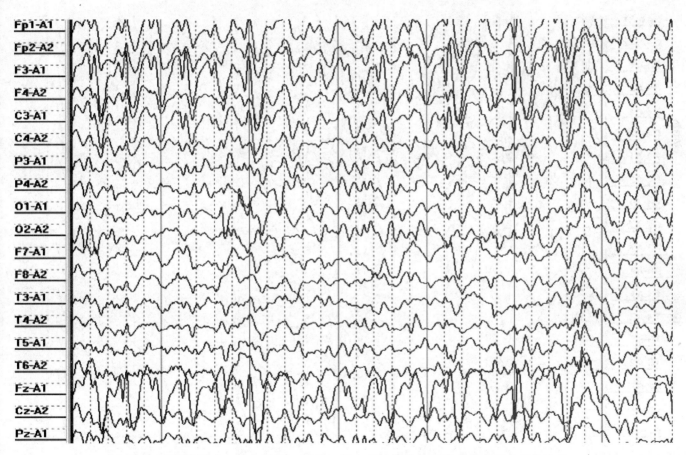

图 133 清醒闭目时，于左侧额、额极、侧中央、前中央区出现中高幅尖慢综合波

同 前

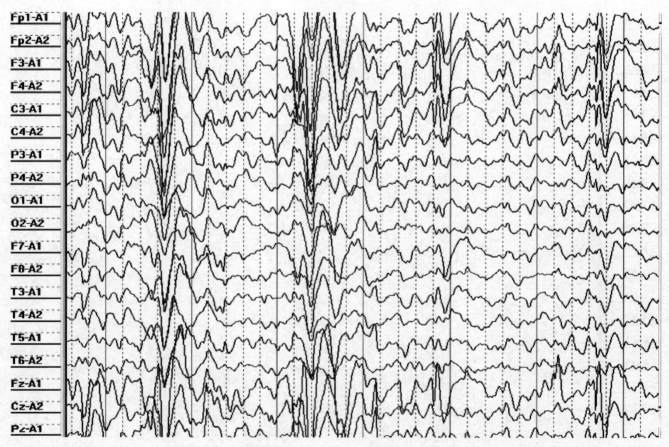

图 134　轻睡期，于两侧额极、额前中央区与左侧中央区出现中高幅尖慢综合波

向某，男，16 岁，抽搐待查，24 小时脑电图监测

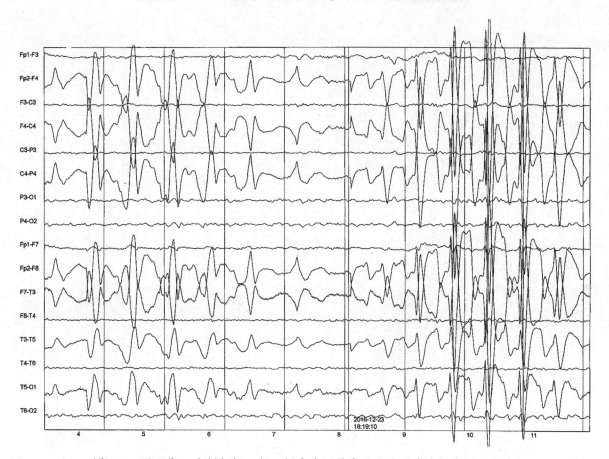

图 135 睡眠期，右侧额极、额、侧中央、前中后颞出现中高幅尖慢综合波

同　前

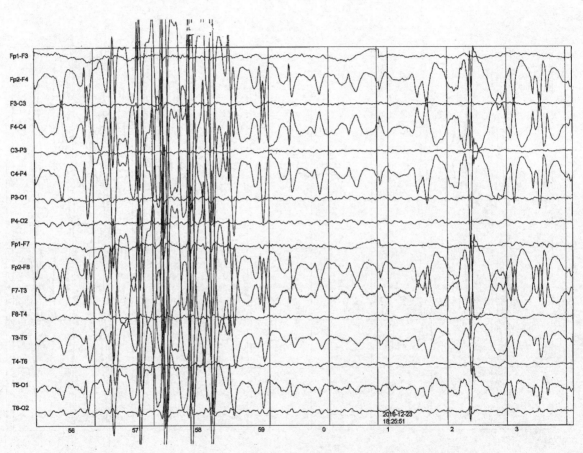

图 136　睡眠期，右侧半球与左颞区阵发出现中高幅 1.5Hz 尖慢综合波

同　前

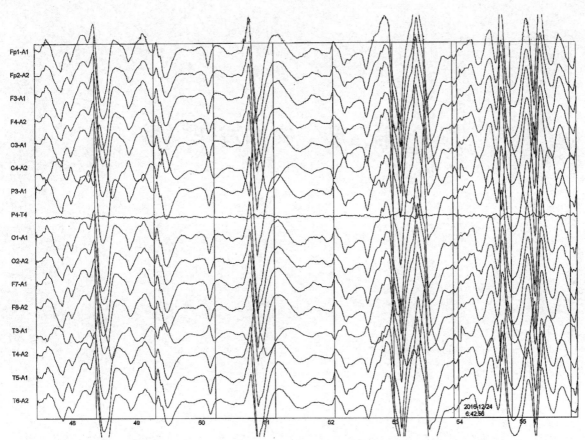

图 137　中睡期，各导散在尖慢综合波

第二节　失神发作

李某，男，5 岁，癫痫，失神发作（持续 37 秒）

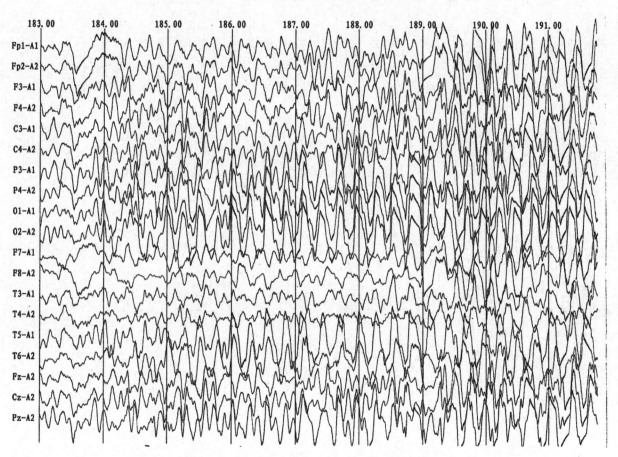

图 138　第 6 秒开始，各导阵发高幅 3.5Hz 尖慢、棘慢综合波

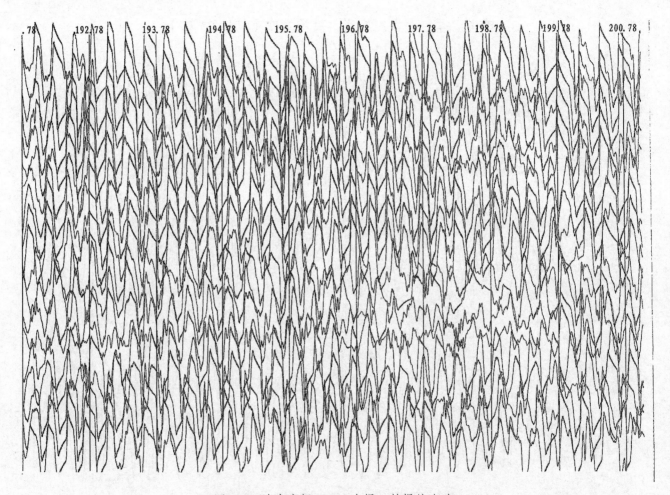

图 139　阵发高幅 3.5Hz 尖慢、棘慢综合波

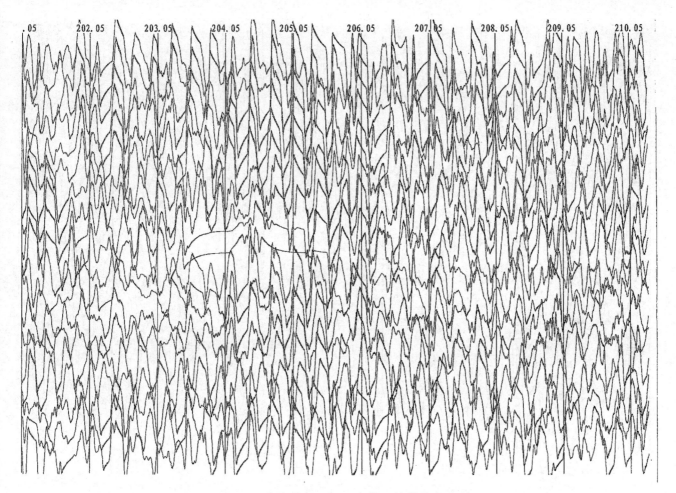

图 140 阵发高幅 3.5Hz 尖慢、棘慢综合波

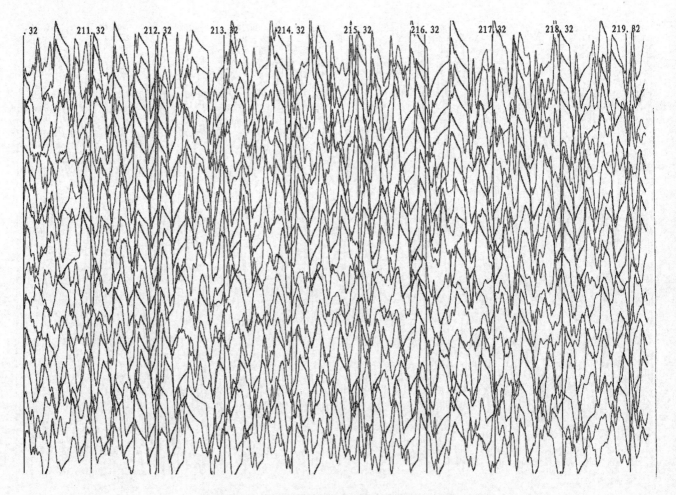

图 141　阵发高幅 3.5Hz 尖慢、棘慢综合波

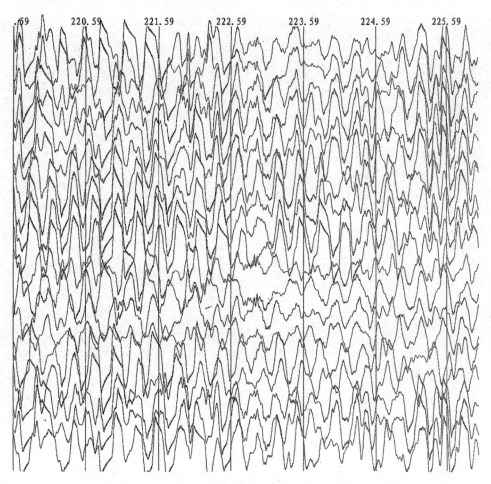

图 142　出现 3～3.5Hz 高幅棘慢综合波（停止记录）

张某，女，7 岁，抽搐待查

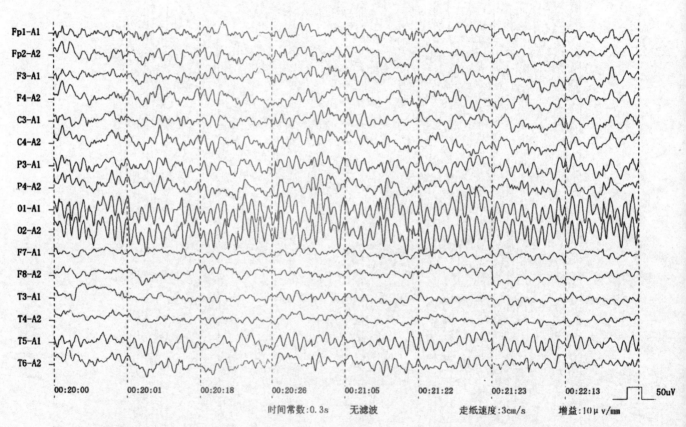

图 143　清醒闭目时枕顶、后颞 α 节律为主，头前部稍多量 θ 波及少量中短程 θ 节律，偶见 δ 波

及 δ 活动；两侧对称性尚可，各导可见少许低幅 β 波

同 前

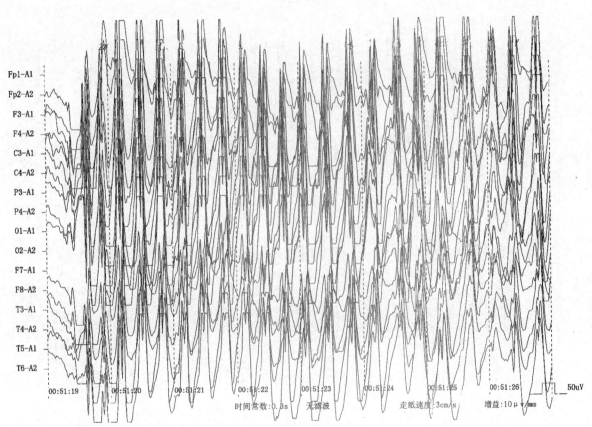

图 144　各导阵发高幅 3Hz 尖慢、棘慢、多尖、多棘慢综合波

高海拔地区脑电图图谱

同 前

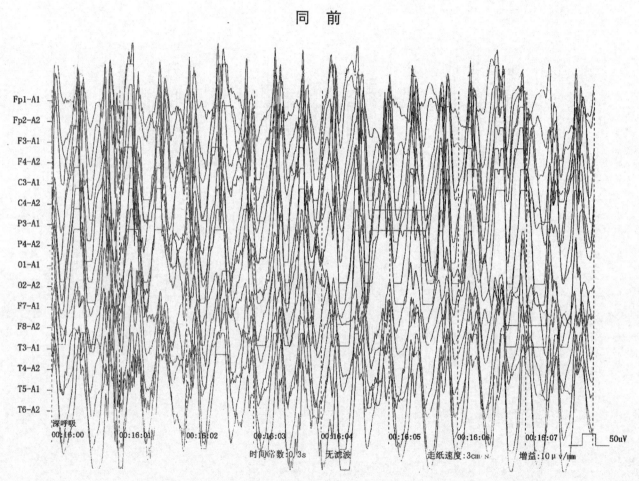

Fp1-A1
Fp2-A2
F3-A1
F4-A2
C3-A1
C4-A2
P3-A1
P4-A2
O1-A1
O2-A2
F7-A1
F8-A2
T3-A1
T4-A2
T5-A1
T6-A2

深呼吸
00:16:00　00:16:01　00:16:02　00:16:03　00:16:04　00:16:05　00:16:06　00:16:07　50uV

时间常数:0.3s　　　无滤波　　　　走纸速度:3cm/s　　　增益:10μv/mm

图 145　各导阵发高幅 3Hz 尖慢、棘慢、多尖、多棘慢综合波

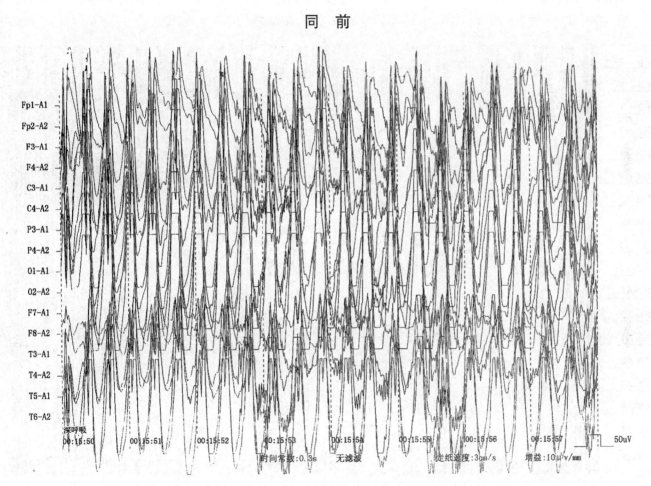

图 146　各导阵发高幅 3Hz 尖慢、棘慢、多尖、多棘慢综合波

龙某，女，9岁，失神发作

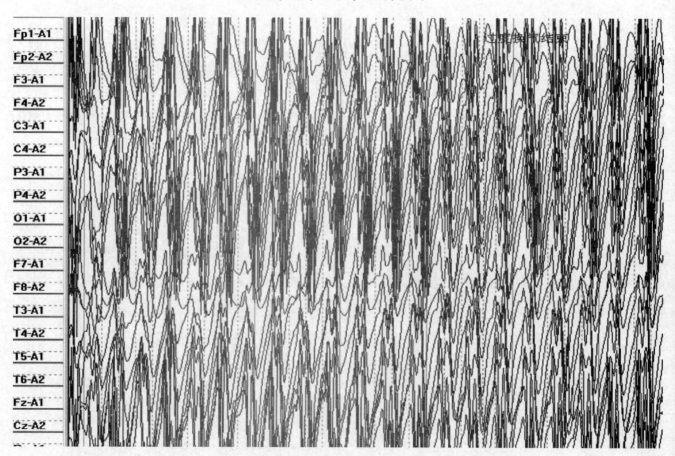

图 147 过度换气试验，各导同步阵发高幅典型 3Hz 棘慢综合波

同 前

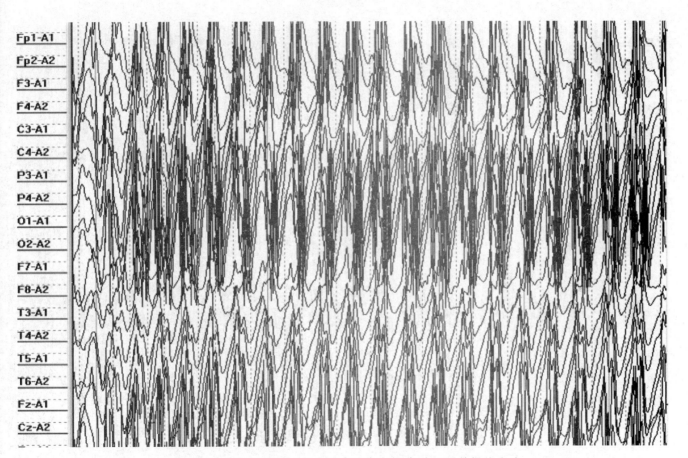

图 148 过度换气试验，各导同步阵发高幅典型 3Hz 棘慢综合波

同　前

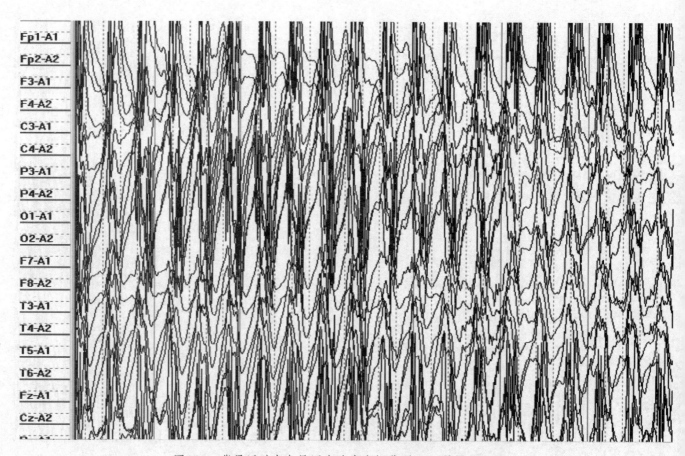

图 149　背景活动中各导同步阵发高幅典型 3Hz 棘慢综合波

同 前

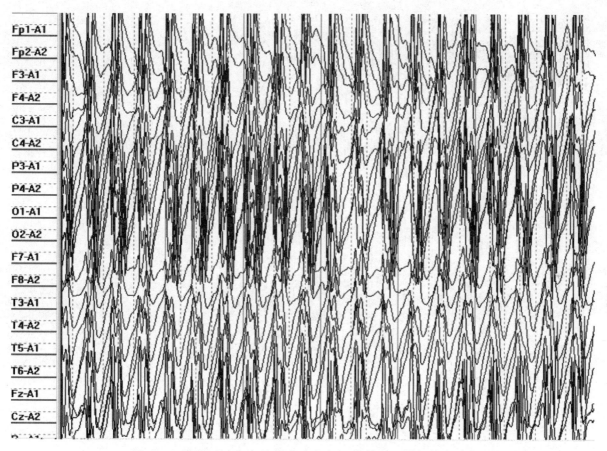

图 150 背景活动中各导同步阵发高幅典型 3Hz 棘慢综合波

瓦某，女，10岁，癫痫，失神发作

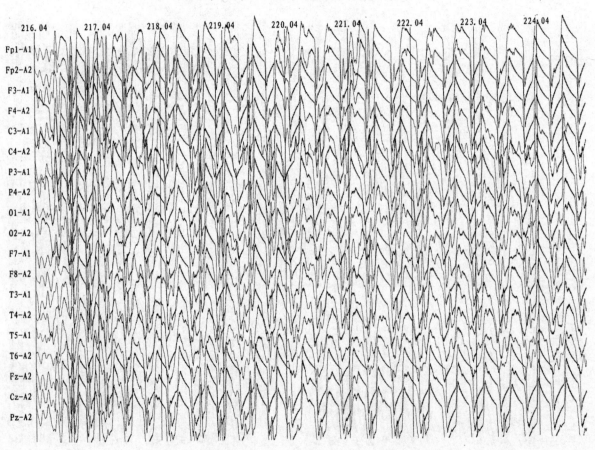

图 151　各导阵发高幅 3Hz 尖慢、多尖、多棘慢综合波

同 前

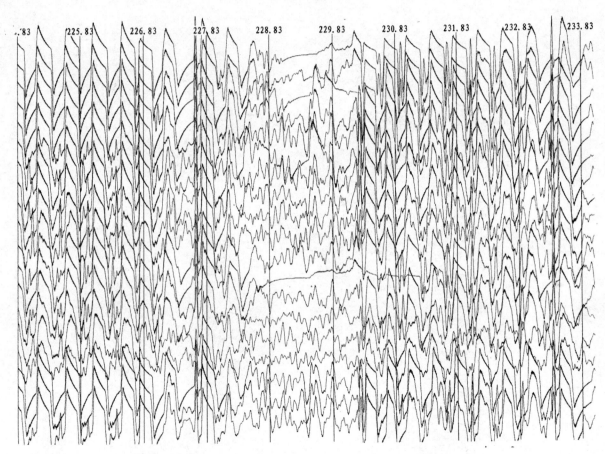

图 152　各导阵发高幅 3Hz 尖慢、多尖慢综合波

第三节　全身性发作

石某，男，1岁7个月，晕厥待查

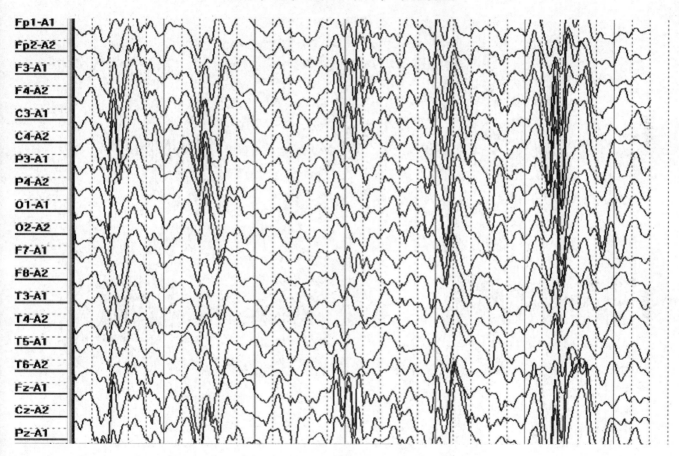

图 153　轻睡期，背景可，对称，各导可见少量中高幅尖慢综合波

郭某，男，3 岁，癫痫，全身性发作

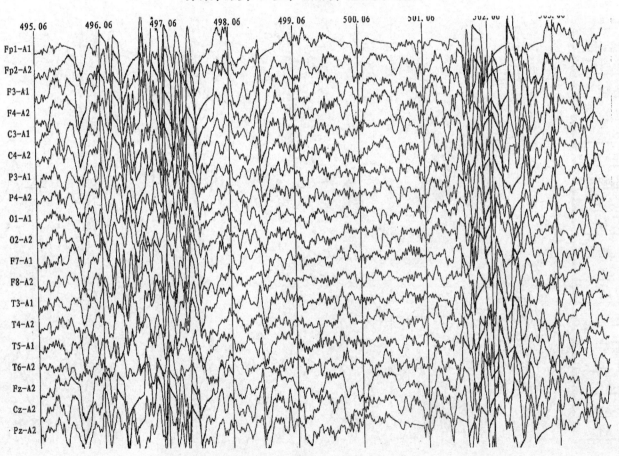

图 154　睡眠期各导阵发高幅棘慢、多棘慢与尖慢综合波，持续 1.5～2 秒不等

同 前

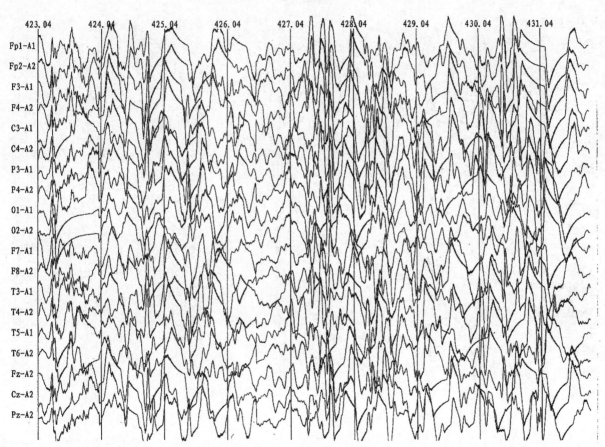

图 155　睡眠期各导阵发高幅棘慢、多棘慢与尖慢综合波，持续 1.5～2 秒不等

朱某，男，7岁，抽搐待查，3小时脑电图监测（癫痫）

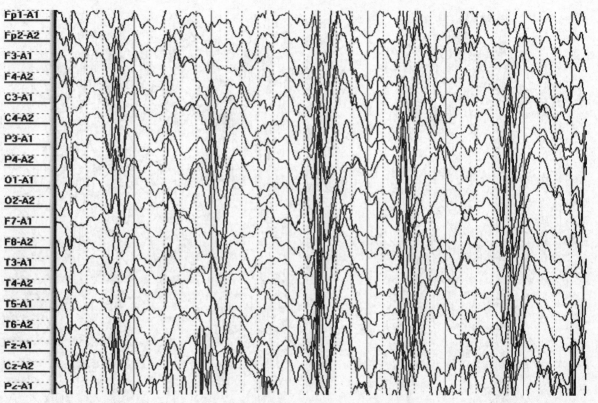

图 156　轻睡期，以中高幅 1～2.5Hz 及少量 3Hz 复形不规则 δ 节律为主，背景 δ 频率偏慢，可见少许 4～5Hz θ 波，偶见 θ 活动，θ 波偏少且频率偏慢，对称尚可，各导可见少量散在中高幅尖慢综合波

展某，男，8岁，抽搐待查（癫痫）

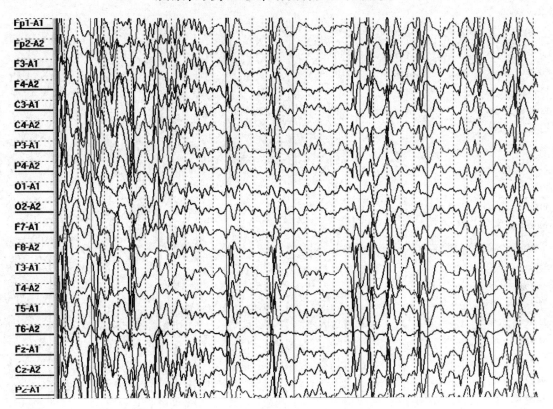

图 157 轻睡期，以中幅 θ 节律为主，头前部及颞区见少量中幅 δ 波与少许 δ 活动，对称性尚可，两侧额极、侧中央、中央区、顶区、中颞与左后颞区可见散在中高幅尖慢综合波，且各导偶见中高幅 2.5Hz 尖慢综合波节律出现

代某，女，8岁，癫痫，全身性发作

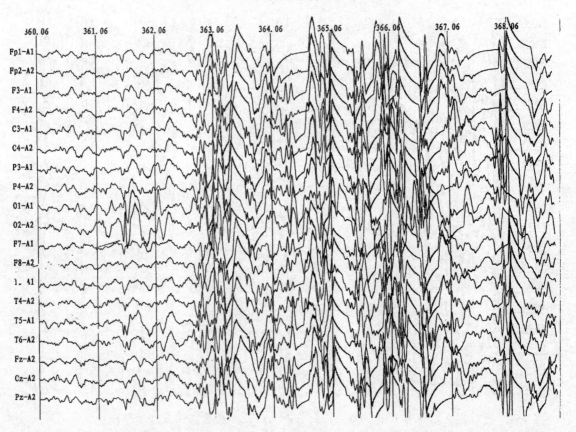

图 158　思睡期，癫痫焦点灶（枕、后颞区）首先出现单个棘慢综合波，约 1 秒时各导继发出现两侧同步棘慢、多棘慢综合波，分别持续 1.5～4.5 秒不等

同 前

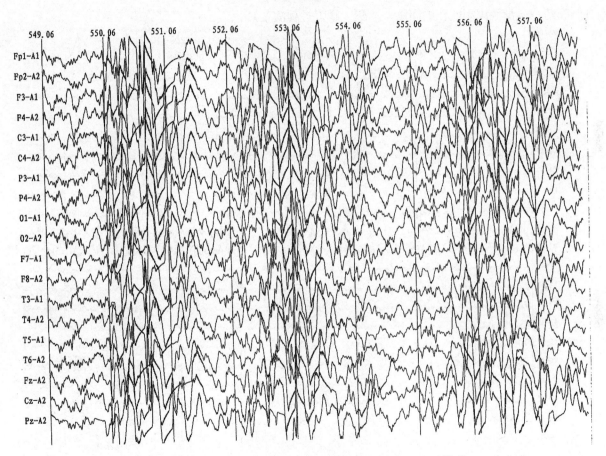

图 159 轻睡期，各导阵发性高幅棘慢、多棘慢综合波增多，分别持续 1.5 秒左右

李某，女，10 岁

未停抗癫痫药，全身性癫痫发作的间歇—清醒—睡眠过程演变。

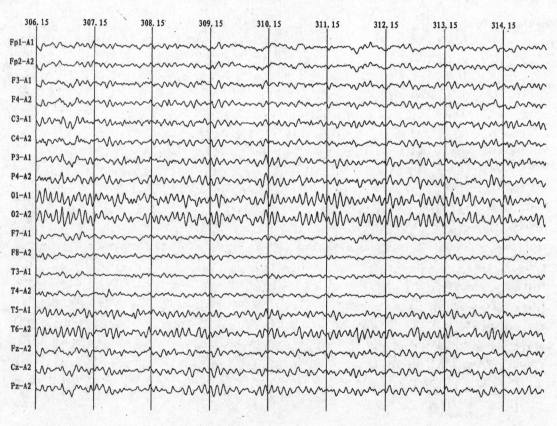

图 160　清醒闭目时 α 波，背景分布正常，对称性尚可，头前部颞区少量 θ 波与少许 θ 活动

同　前

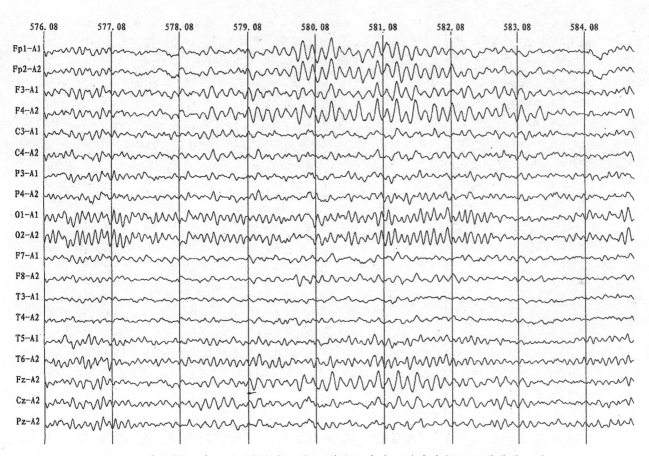

图 161　清醒闭目时，于两侧额极、额、前颞、中央区阵发中幅 7Hz 节律约 5 秒

同　前

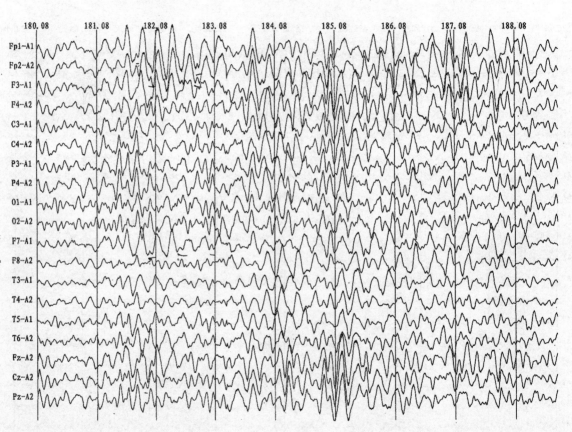

图 162　思睡期，各导阵发中高幅 3.5～4Hz 中高幅节律，持续约 5～8 秒，期间额极、前颞区可见少许散在可疑尖慢综合波

同 前

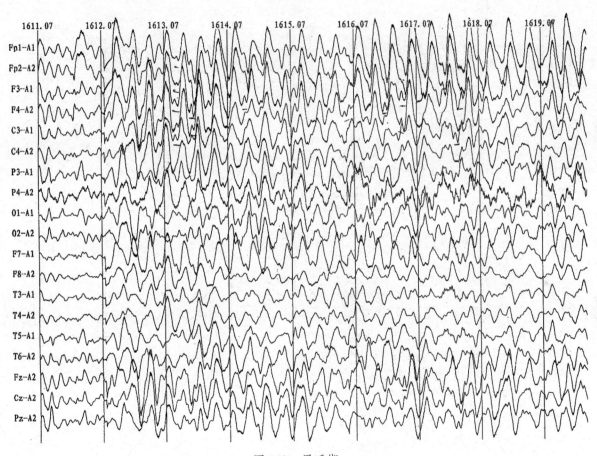

图 163 思睡期

同 前

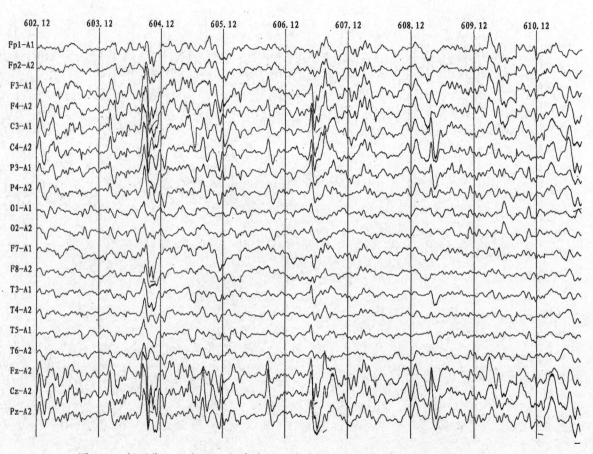

图 164　轻睡期，于额区、侧中央区、中央区可见少许散在中幅尖慢综合波

同 前

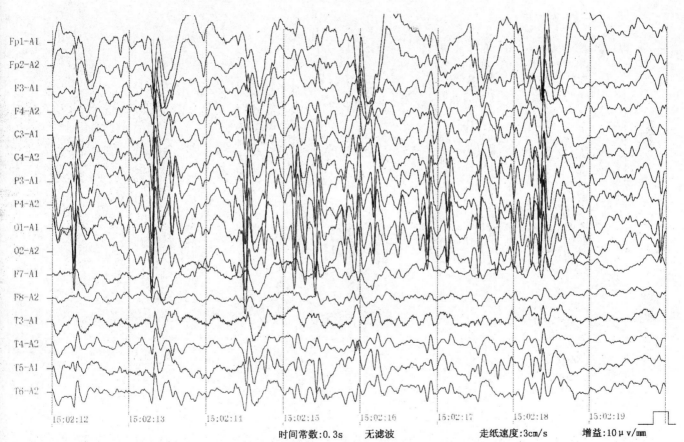

图 165 轻 - 中睡期，病理波（尖慢、多尖慢）明显增多

同　前

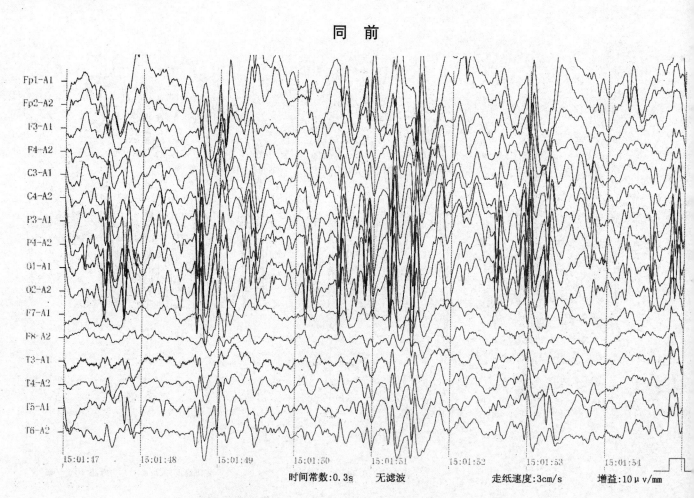

图 166　轻 - 中睡期，病理波（尖慢、多尖慢）明显增多

时间常数:0.3s　　无滤波　　　走纸速度:3cm/s　　增益:10μv/mm

同　前

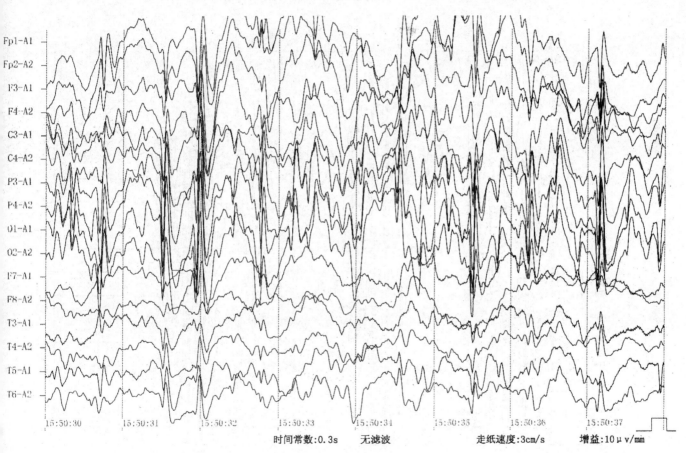

时间常数:0.3s　　无滤波　　　　走纸速度:3cm/s　　增益:10μv/mm

图167　中睡期，病理波（尖慢、多尖慢）明显增多

李某，女，11 岁，癫痫，全身性发作间歇期（睡眠期）

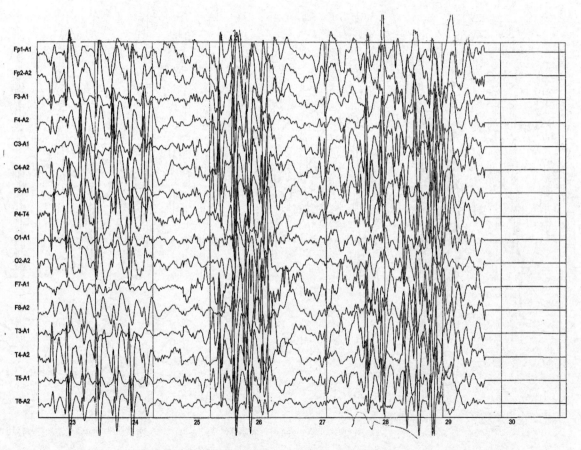

图 168　各导多次阵发中高幅 3.5～4.5Hz 尖慢、高尖慢综合波，1～2.5 秒不等

才某，男，27岁，癫痫，24小时脑电图监测（睡眠期），CT检查结果阴性（－）

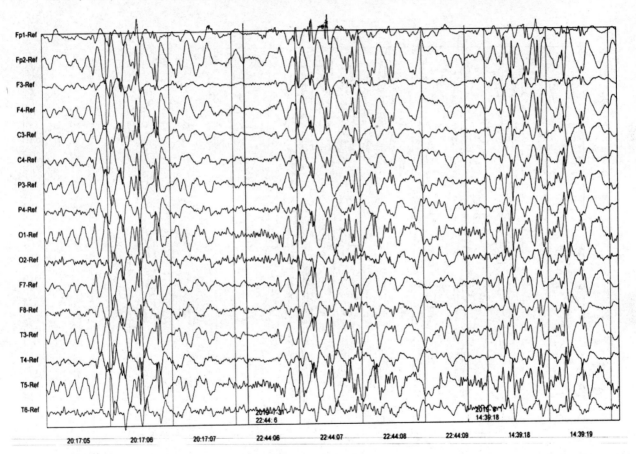

图 169　监测睡眠期，各导多次阵发中高幅 3.5Hz 棘慢、多棘慢综合波，持续 1.5～2.5 秒不等

李某，女，36岁，癫痫间歇期，脑电图监测（睡眠期）

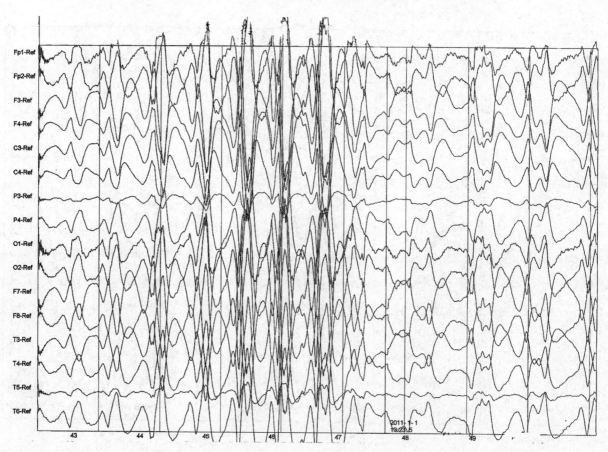

图170 中睡期，各导阵发中高幅 1.5～2.5Hz 尖慢、棘慢、多棘慢综合波

第四节　癫痫持续发作

高某，女，10个月

检查前一天叫之不醒，四肢抽动，肌肉注射鲁米那，口服水合氯醛。脑电图检查过程中出现临床发作（两眼睁眨眼，意识丧失）。

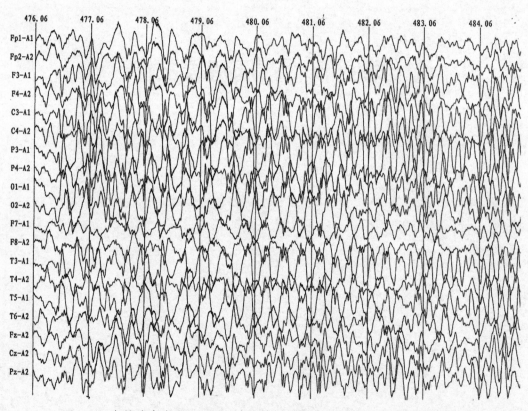

图 171　各导阵发出现 3～4Hz 节律性慢波和高幅棘慢、多棘慢综合波

同 前

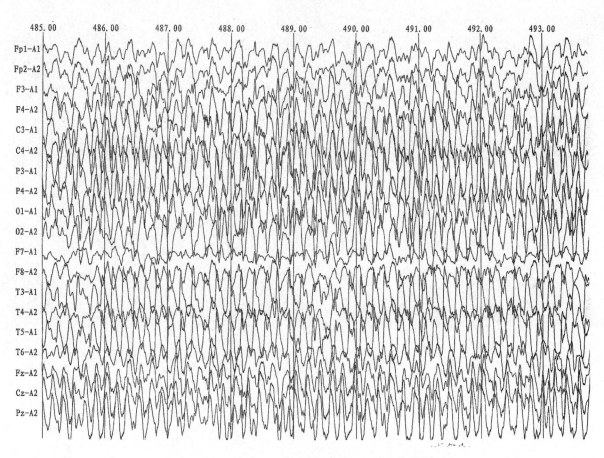

图 172　出现 5～6Hz 节律性慢波（强直期）

同　前

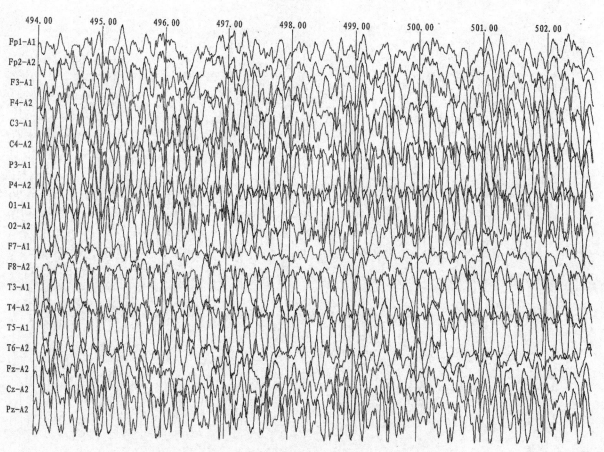

图 173　出现 5～6Hz 节律性慢波（强直期）

同 前

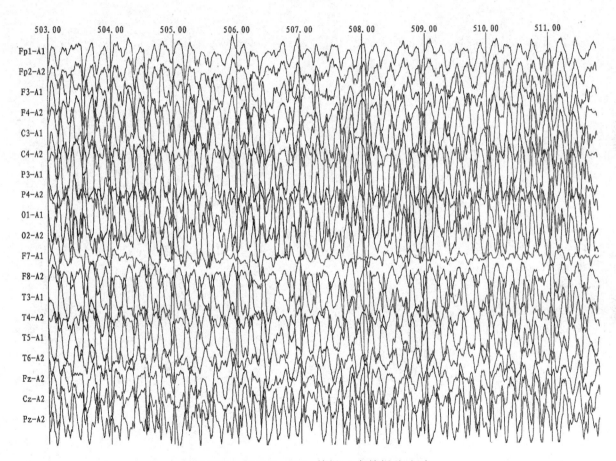

图 174 出现 4～5Hz 棘慢、多棘慢综合波

同 前

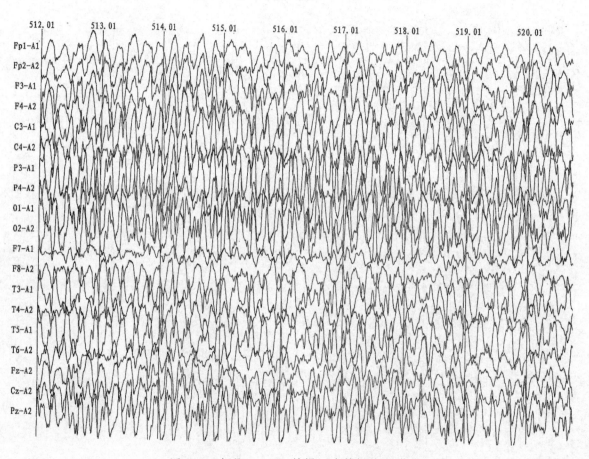

图 175　出现 4～5Hz 棘慢、多棘慢综合波

同　前

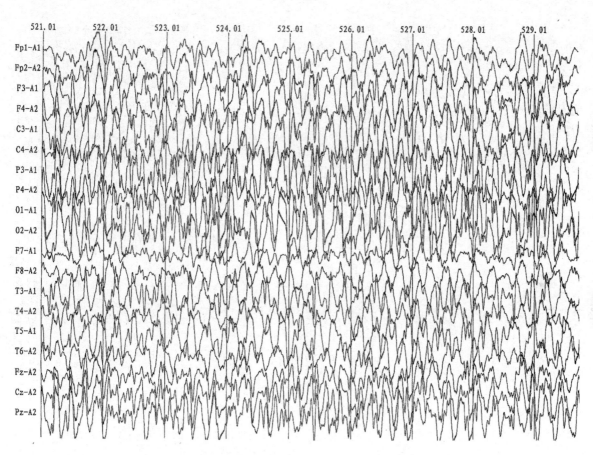

图 176　出现 4～5Hz 棘慢、多棘慢综合波

同　前

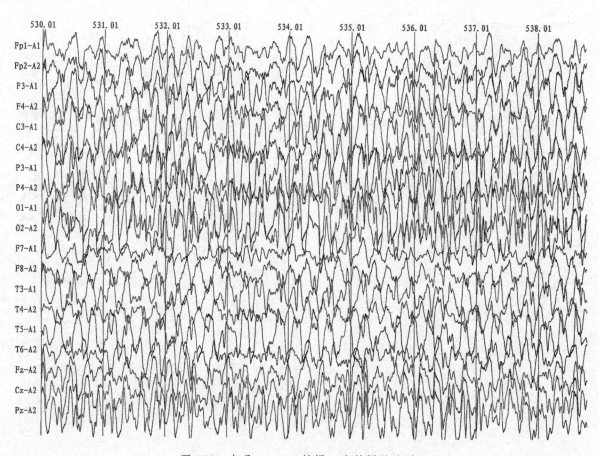

图 177　出现 4～5Hz 棘慢、多棘慢综合波

同 前

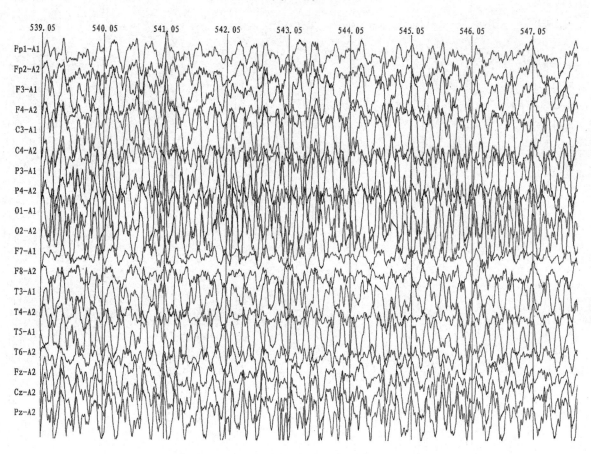

图 178　出现 4～5Hz 棘慢、多棘慢综合波

同 前

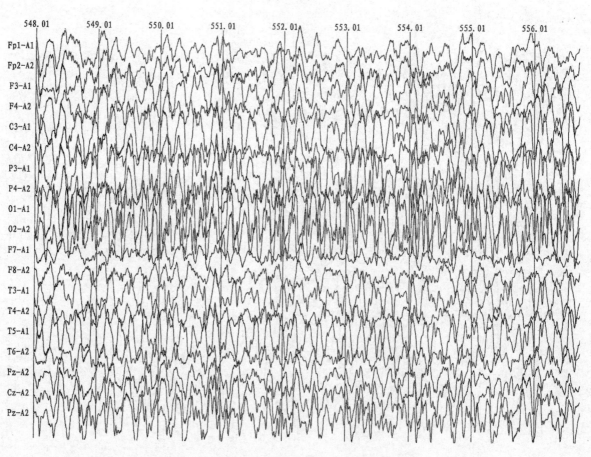

图 179 出现 4～5Hz 棘慢、多棘慢综合波

同　前

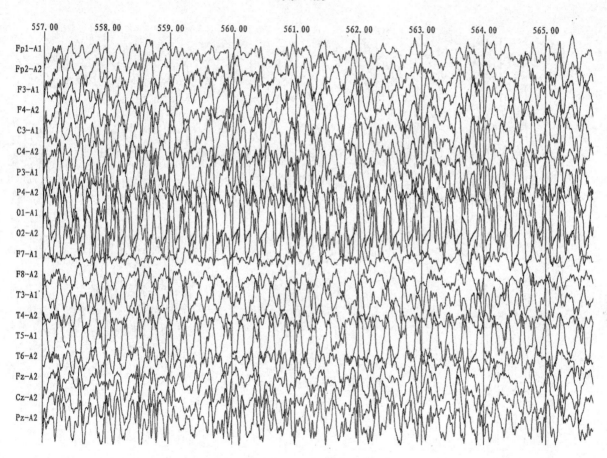

图 180　出现 3.5～4Hz 棘慢、多棘慢综合波

同　前

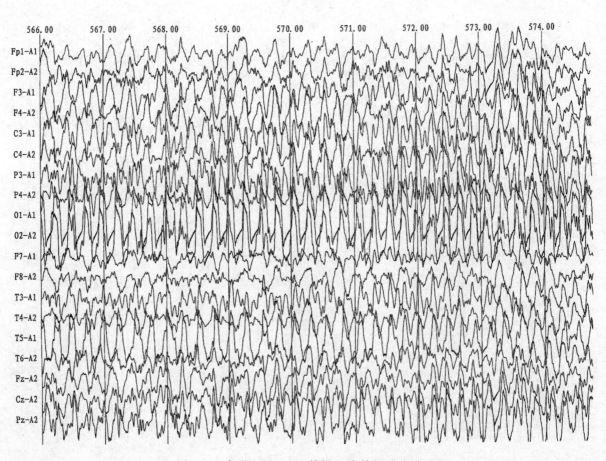

图 181　出现 3.5～4Hz 棘慢、多棘慢综合波

同　前

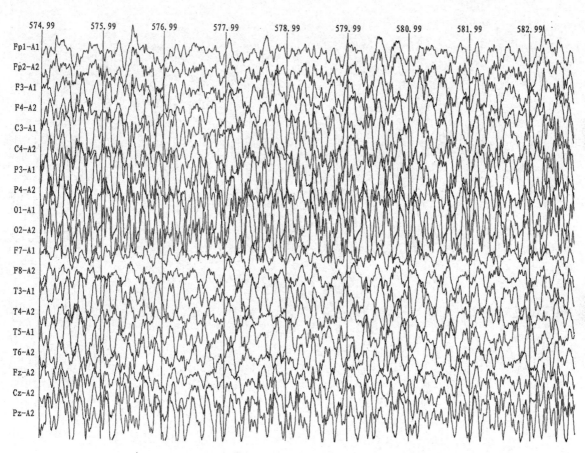

图 182　出现 3.5～4Hz 棘慢、多棘慢综合波

同 前

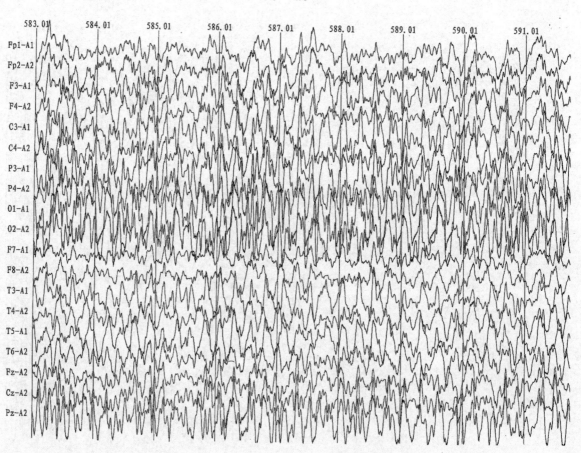

图 183　出现 3.5～4Hz 棘慢、多棘慢综合波

同　前

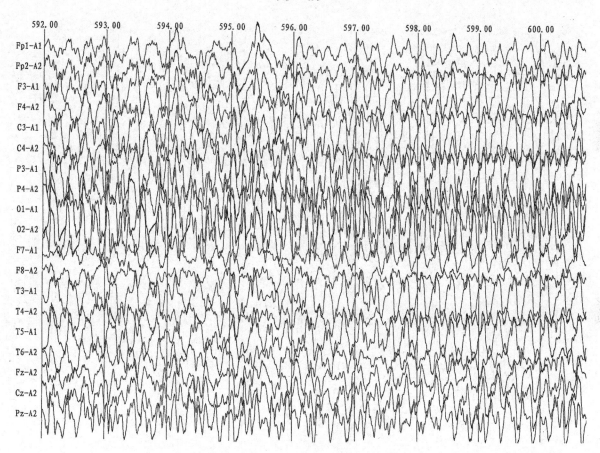

图 184　出现 3.5～4Hz 棘慢、多棘慢综合波

同　前

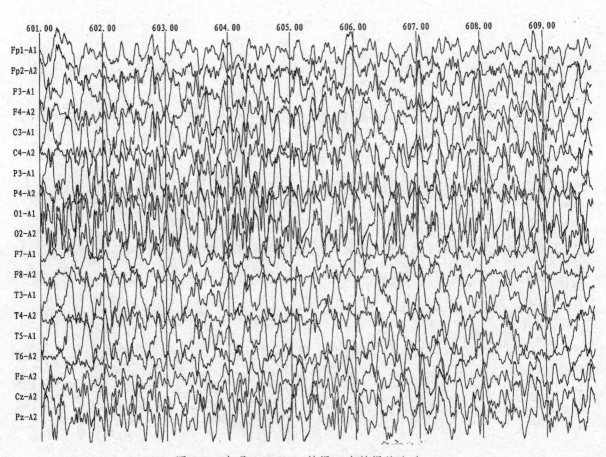

图 185　出现 3.5～4Hz 棘慢、多棘慢综合波

同 前

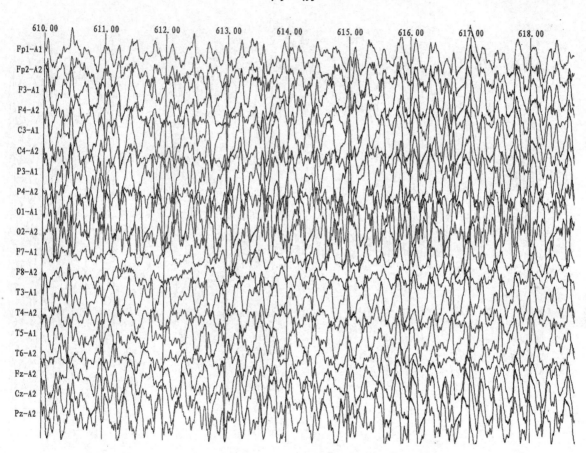

图 186 出现 3.5～4Hz 棘慢、多棘慢综合波

同　前

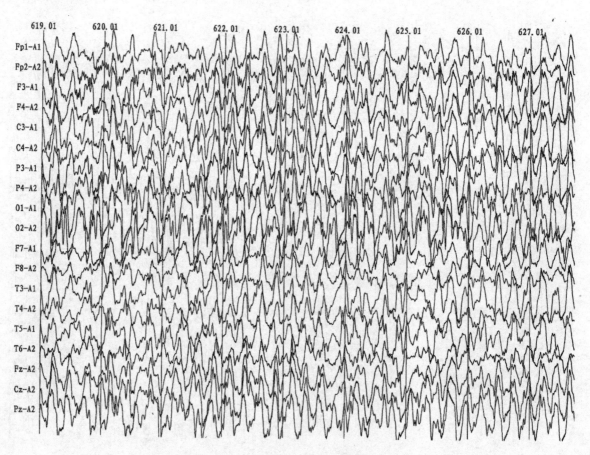

图 187　出现 3.5～4Hz 棘慢、多棘慢综合波

同　前

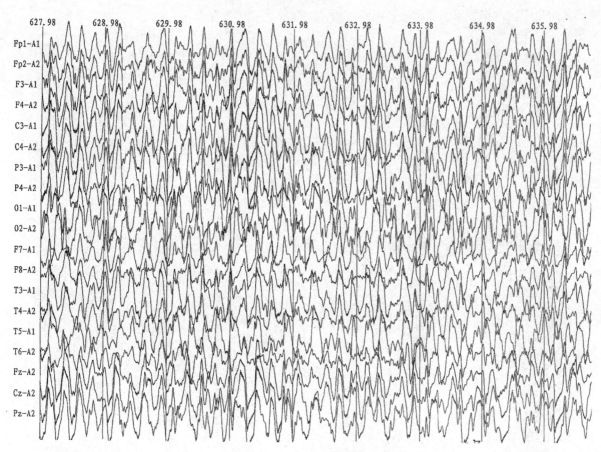

图 188　出现 3.5～4Hz 棘慢、多棘慢综合波

朱某，女，4 岁，癫痫持续状态

癫痫持续状态指一次发作后病人意识尚未恢复清醒，又接二连三地大发作。

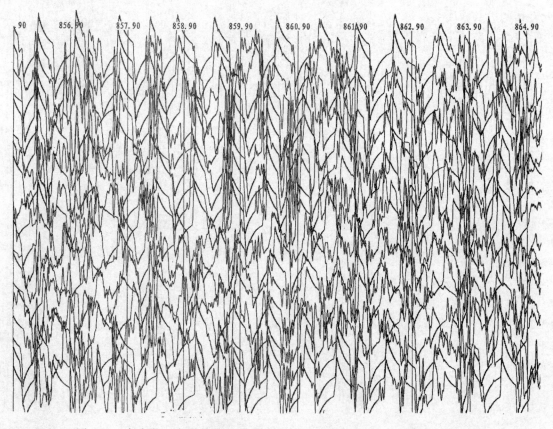

图 189　先兆期，各导持续出现中高幅 2 ～ 2.5Hz 棘慢、多棘慢综合波

同　前

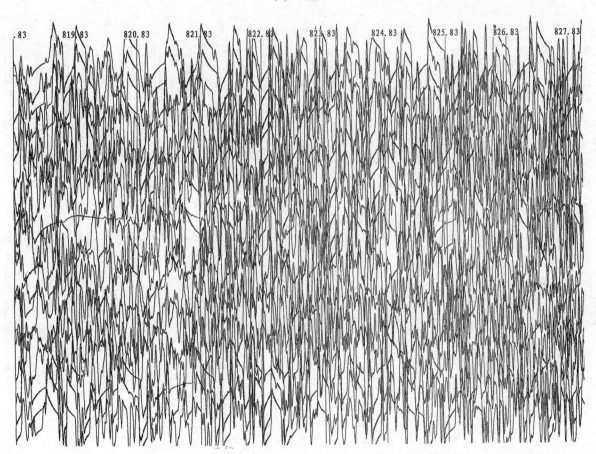

图 190　强直期，持续性棘慢、多棘慢综合波变为 4 ～ 4.5Hz 高幅慢波节律，癫痫大发作

同　前

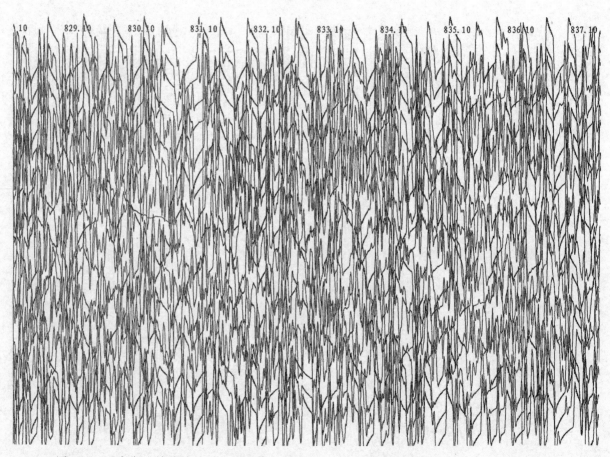

图 191　强直期，持续性棘慢、多棘慢综合波变为 3.5～4Hz 高幅慢波节律，癫痫大发作

同 前

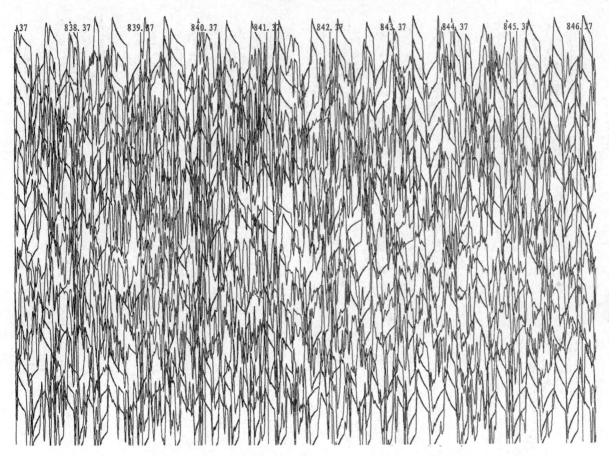

图 192　阵挛期，持续性棘慢、多棘慢综合波变为 2.5 ～ 3.5Hz 高幅慢波节律，癫痫大发作

同　前

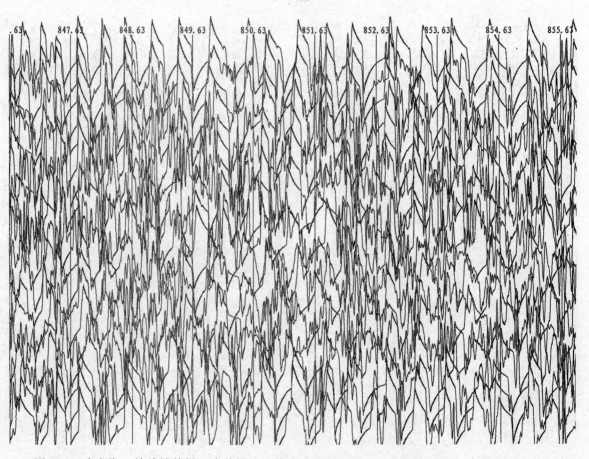

图 193　阵挛期，持续性棘慢、多棘慢综合波变为 2.5 ～ 3.5Hz 高幅慢波节律，癫痫大发作

同 前

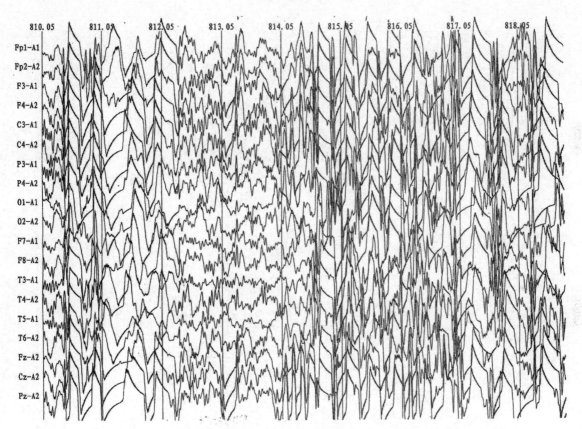

图 194　阵挛期，持续性棘慢、多棘慢综合波变为 2 ～ 2.5Hz 高幅慢波节律，癫痫大发作

同 前

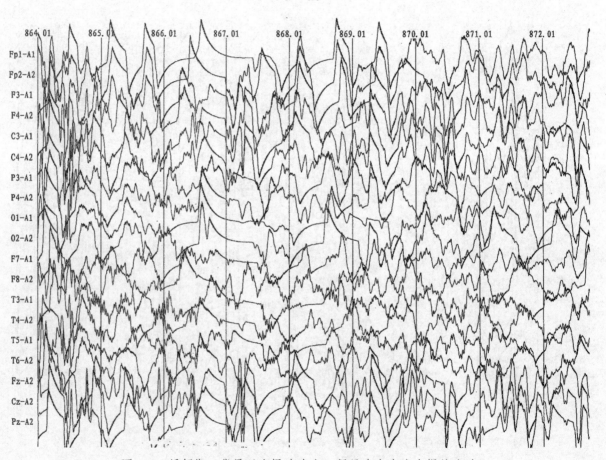

图 195 缓解期，背景以大慢波为主，偶见夹杂少许尖慢综合波

林某，男，8岁，癫痫大发作

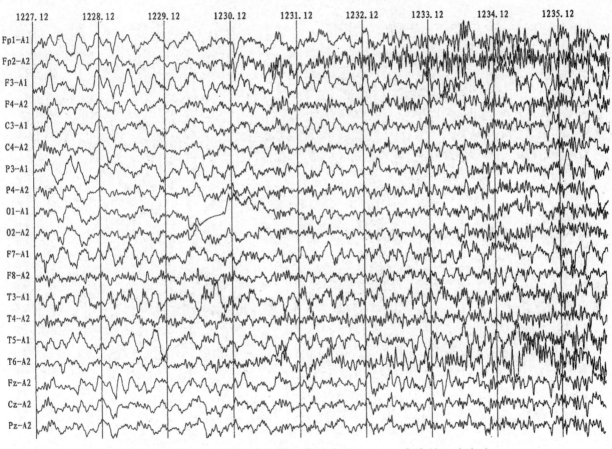

图 196　第 4 秒开始为先兆期，背景节律 5～6Hz 夹多量肌阵挛波

同 前

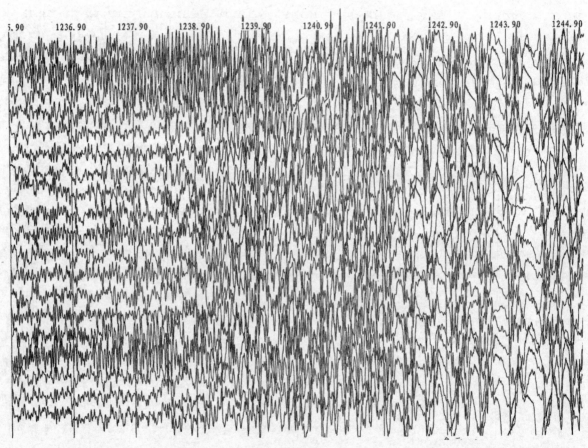

图 197　前 6 秒为强直期，表现为广泛高波幅棘节律，后 2 秒为阵挛期，2.5～3Hz 棘慢、多棘慢综合波

同　前

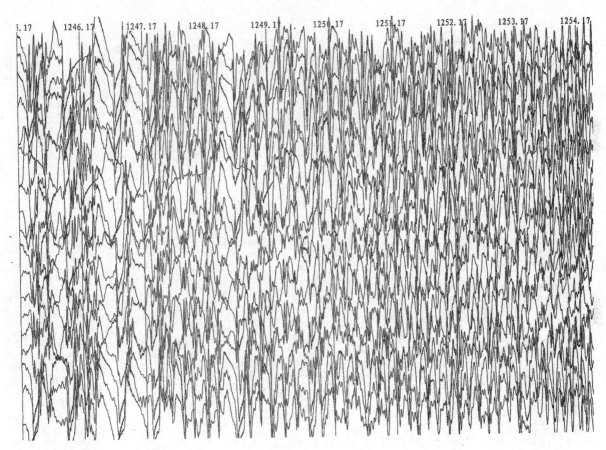

图 198　阵挛期，前 2 秒，表现为 2.5～3Hz 棘慢、多棘慢综合波，后 7 秒为强直期，表现为高波幅棘节律

同　前

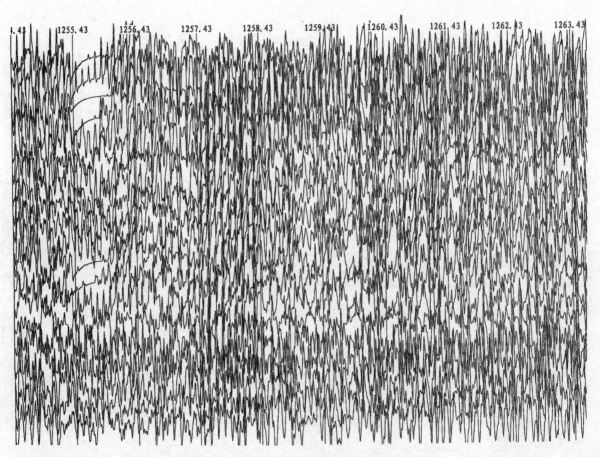

图 199　强直期，表现为高波幅棘节律

同　前

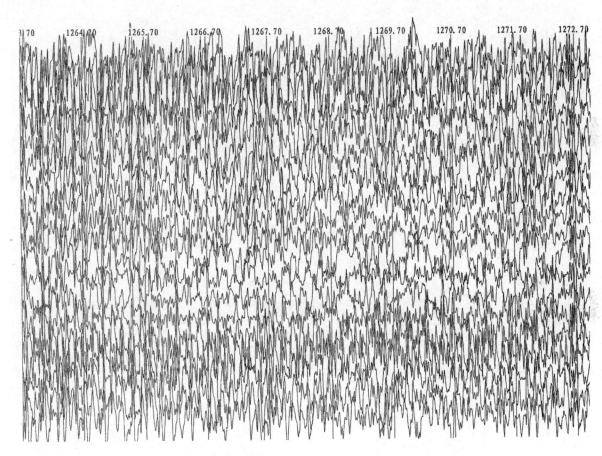

图 200　强直期，表现为高波幅棘节律

同 前

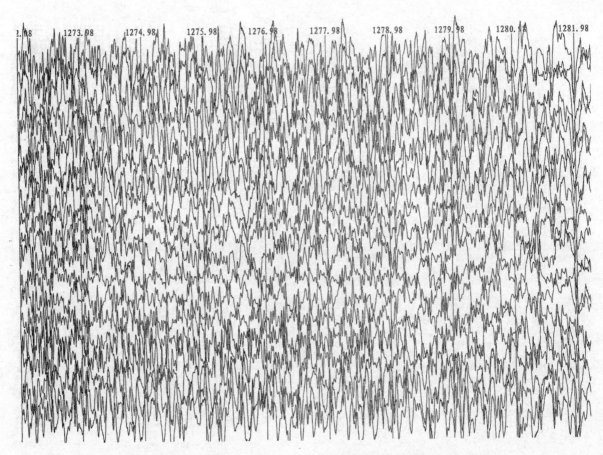

图 201 阵挛期，表现为 3～5Hz 棘慢、多棘慢综合波

同　前

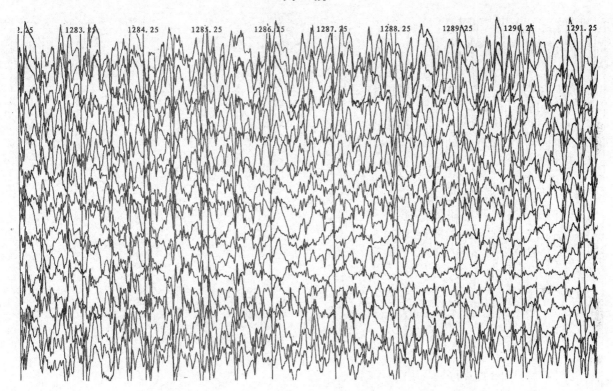

图 202　阵挛期，表现为 3 ～ 5Hz 棘慢、多棘慢综合波

图 198～图 202，前 3 秒为节律性 2Hz 棘慢节律，4 秒后进入强直期（棘节律），持续 11 秒；又进入阵挛期（3 秒 z 棘慢节律），26 秒强直期（棘节律）；约 3 秒 2Hz 棘慢节律，8 秒棘节律；进入 4 秒棘慢波节律；恢复。

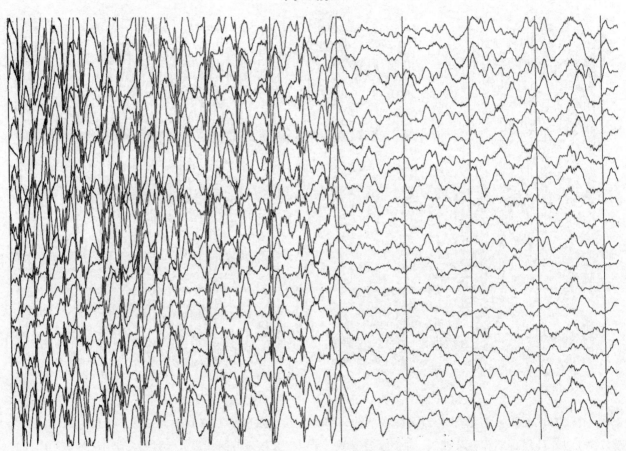

图 203　从第 5 秒开始进入恢复期，背景以慢 δ 波为主，棘慢波消失

同 前

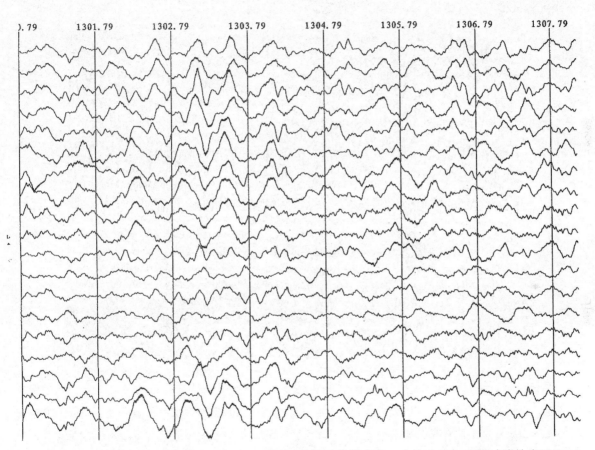

图 204　缓解期，以中高幅 1.5～3.5Hz 不规则慢 δ 节律为主，少许 θ 波，两侧对称性尚可

王某，男，10岁（清醒闭目）

CT 示：右额区骨板增厚，右侧额、外侧裂脑沟增宽。

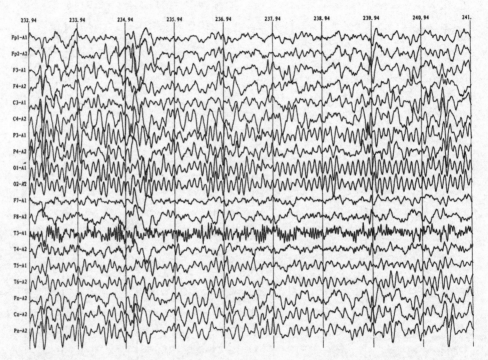

图 205　清醒闭目时，以中高幅（达 170μV）9 ～ 10Hz α 节律与少许 11Hz α 波为主，两侧对称性稍差，以前头部及颞区、顶区为明显，右侧各导除枕部、后颞区外可见稍多量中幅 4 ～ 7Hz θ 波与 θ 活动，且可见稍多量散在中高幅（达 130μV）2 ～ 3.5Hz 复形不规则 δ 波与 δ 活动，亦见少许 δ 节律，尤以额极、额、侧中央、前中颞区为明显；且可见少许中幅尖慢综合波

同　前

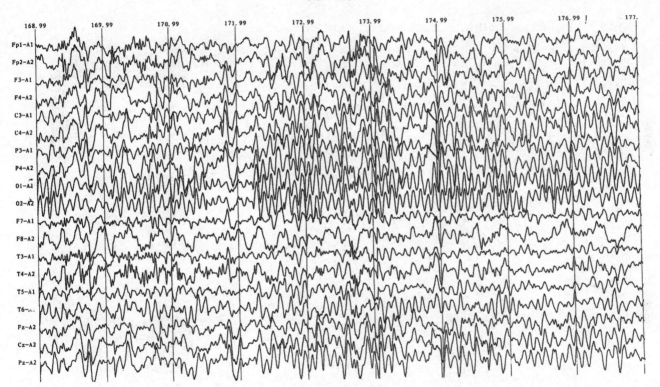

图206　清醒闭目时，以中高幅（达170μV）9～10Hz α节律与少许11Hz α波为主，两侧对称性稍差，以前头部及颞区、顶区为明显，右侧各导除枕部、后颞区外可见稍多量中幅4～7Hz θ波与θ活动，且可见稍多量散在中高幅（达130μV）2～3.5Hz复形不规则δ波与δ活动，亦见少许δ节律，尤以额极、额、侧中央、前中颞区为明显；且可见少许中幅尖慢综合波

同 前

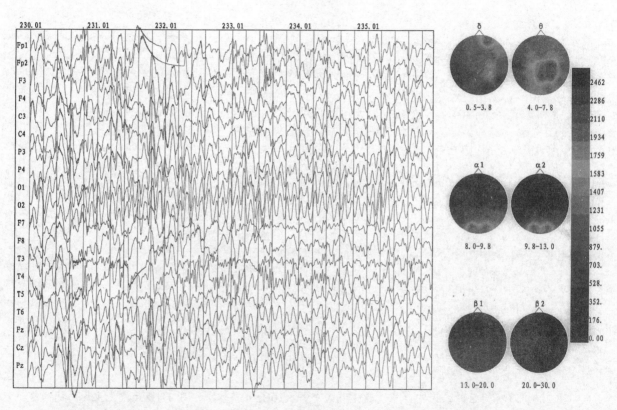

图 207　①δ 频段顶、侧中央区功率最高，对称性稍差，右侧比左侧高 4～5 级；②θ 频段枕顶、中央区、额、前中颞区功率为 9～12 级，对称性稍差，右侧比左侧高 4～5 级，③两侧枕后颞区 α1 与 α2 频段功率为 12～13 级，对称性尚可

马某，男，13岁

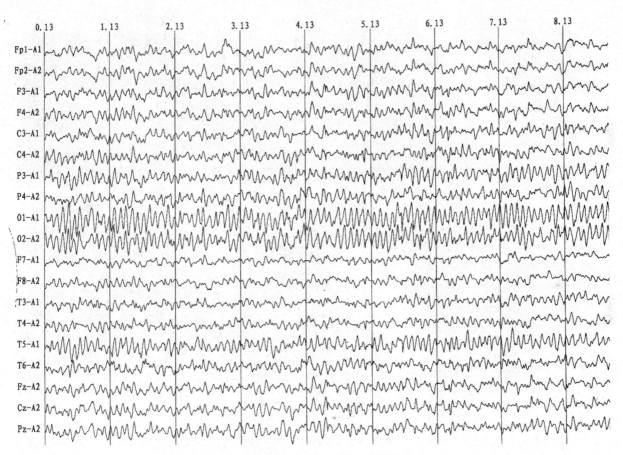

图 208　清醒闭目时，正常 α 节律为主

同 前

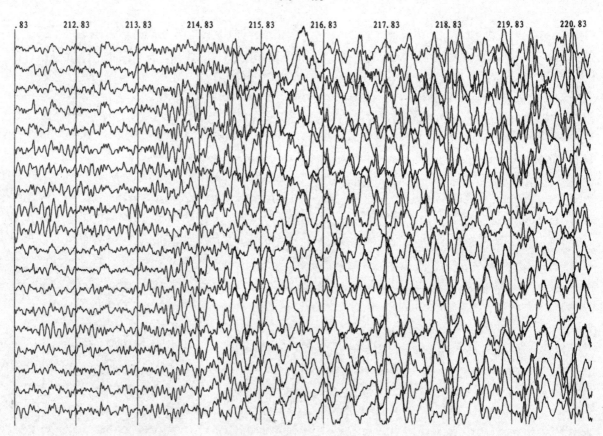

图 209　在过度换气结束后约 50 秒时，本帧图第 4 秒开始患儿自述头晕，两眼冒金星，感觉难受，阵发出现高幅 2.5～3Hz 尖慢、多尖、多棘慢综合波

同　前

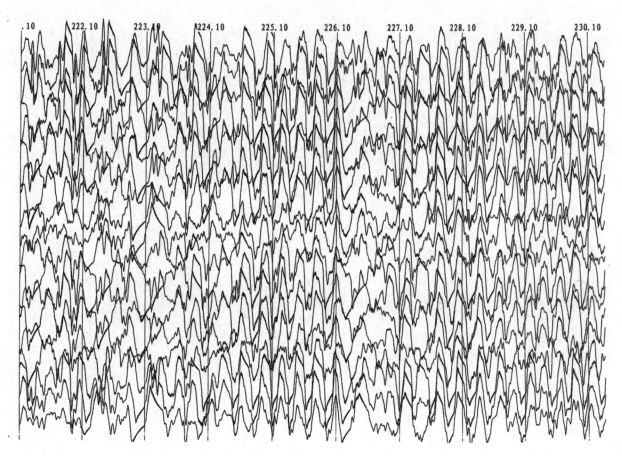

图 210　阵发出现高幅 2.5 ～ 3Hz 尖慢、多尖、多棘慢综合波

同　前

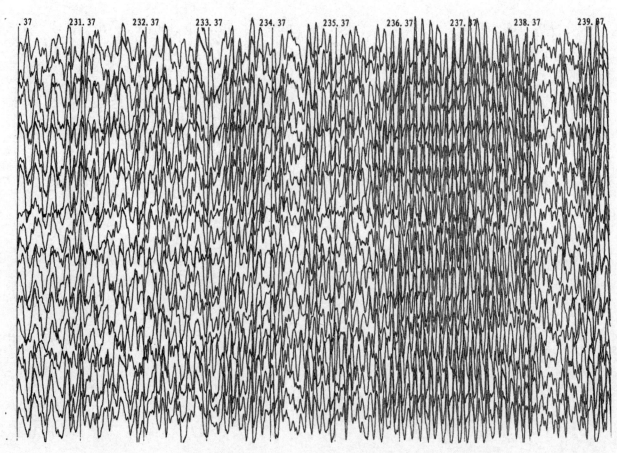

图 211　16秒后患者呈强直发作，持续约20秒（同步脑电图呈多棘波群）

同 前

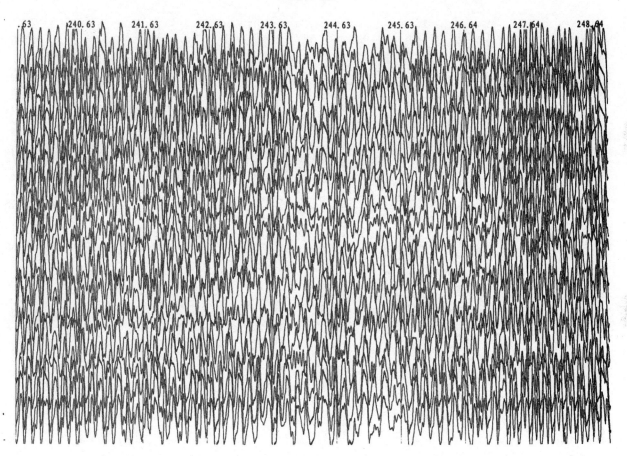

图 212　16 秒后患者呈强直发作，持续约 20 秒（同步脑电图呈多棘波群）

同　前

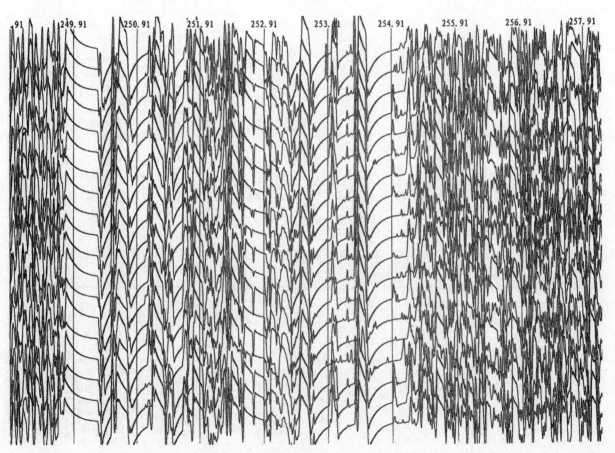

图 213　本帧图第 2 ～ 5 秒为痉挛期，以 2.5 ～ 3Hz 棘慢、多棘慢波为主；后 3 秒再次进入强直期（多棘波群）

同 前

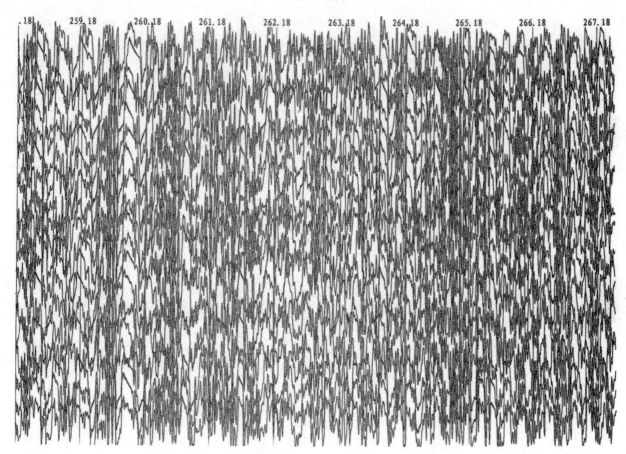

图 214 强直期（多棘波群）

同　前

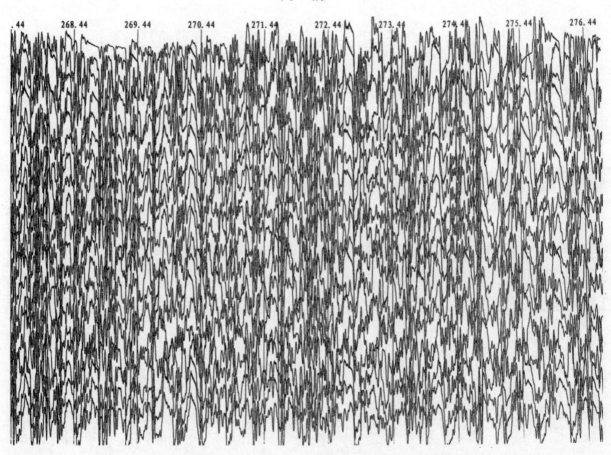

.44　268.44　269.44　270.44　271.44　272.44　273.44　274.4　275.44　276.44

图 215　再次进入痉挛期，持续约 11 秒（为棘慢、多棘慢综合波）

同 前

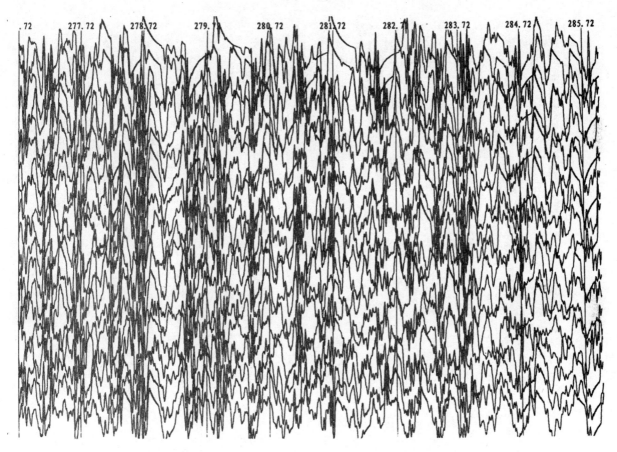

图 216 停止发作进入缓解期（为变形不规则慢 δ 节律），整个发作至结束过程持续约 70 秒左右

高海拔地区脑电图图谱

同　前

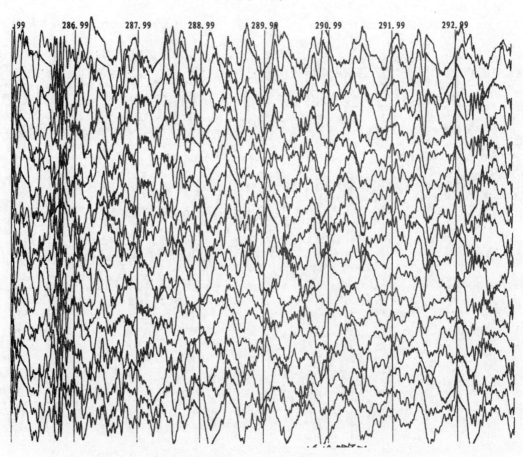

图 217　缓解期，以高幅大慢波节律为主

赵某，男，28岁，

出现肌阵挛期，约11秒（脑电图同步呈中高幅棘波群），随即呈强直发作约16秒（脑电图同步呈棘波丛），入痉挛期，持续约30秒左右（脑电图同步呈多棘慢综合波）。

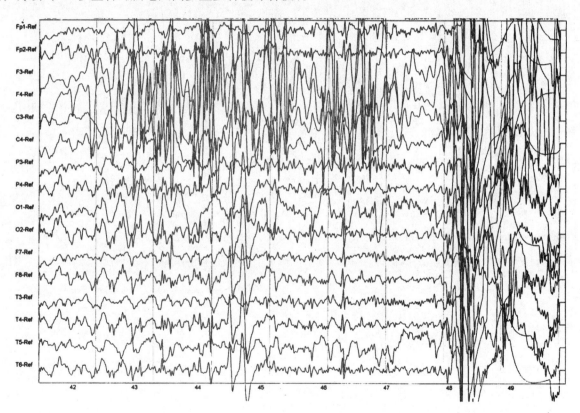

图218　先兆期（为慢波夹尖慢综合波）约9秒

同　前

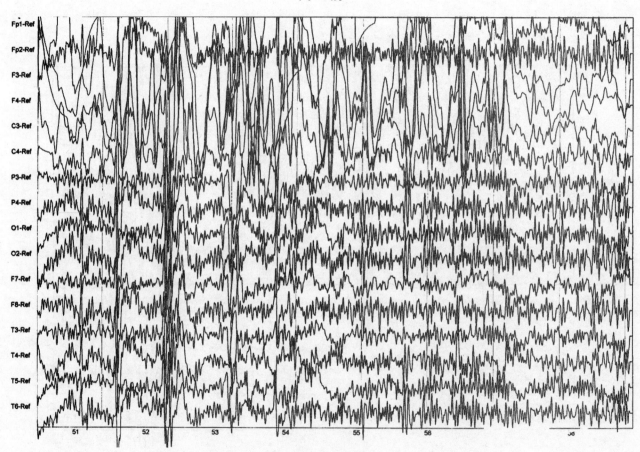

图 219　肌痉挛

同　前

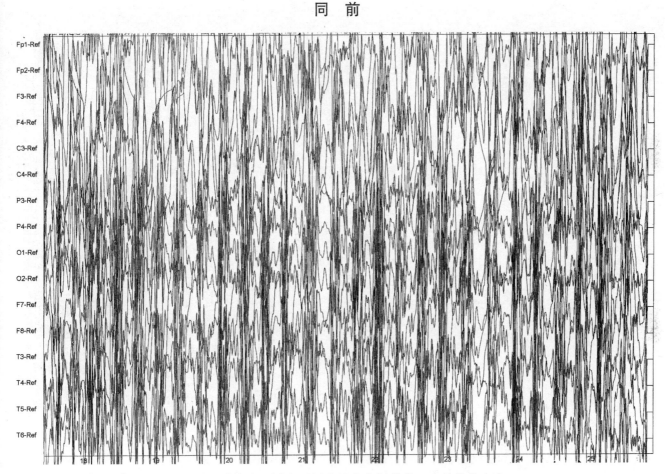

图 220　阵挛期，脑电图同步呈中高幅棘慢、多棘慢综合波

同 前

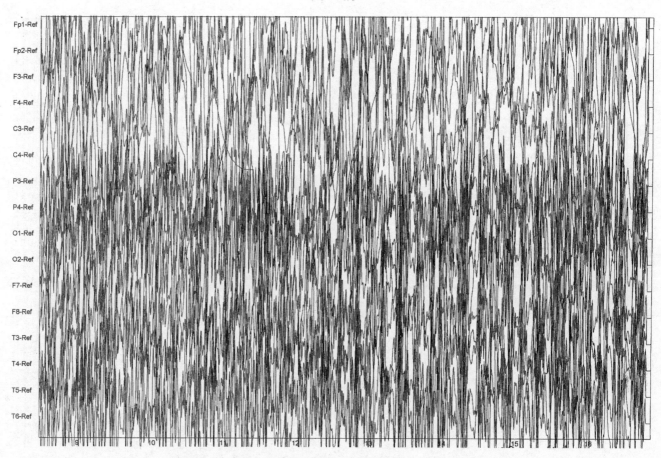

图 221　阵挛期，脑电图同步呈中高幅棘慢、多棘慢综合波

同　前

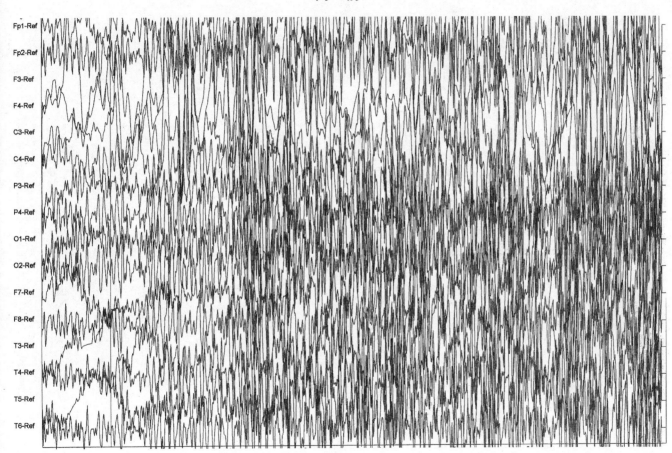

图 222　强直期，脑电图同步呈棘波群

同 前

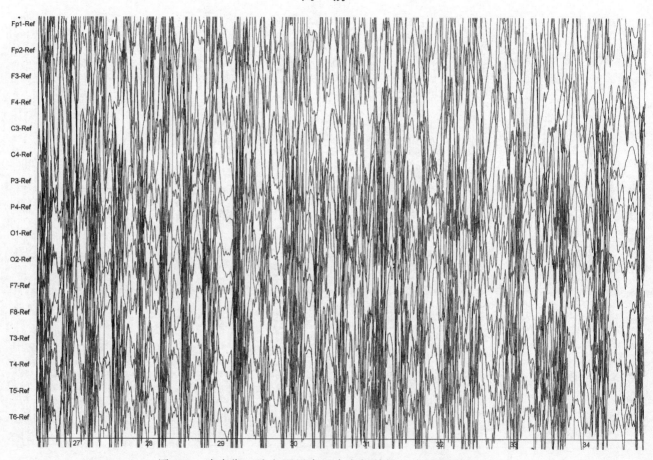

图 223　阵挛期，脑电图同步呈中高幅棘慢、多棘慢综合波

同　前

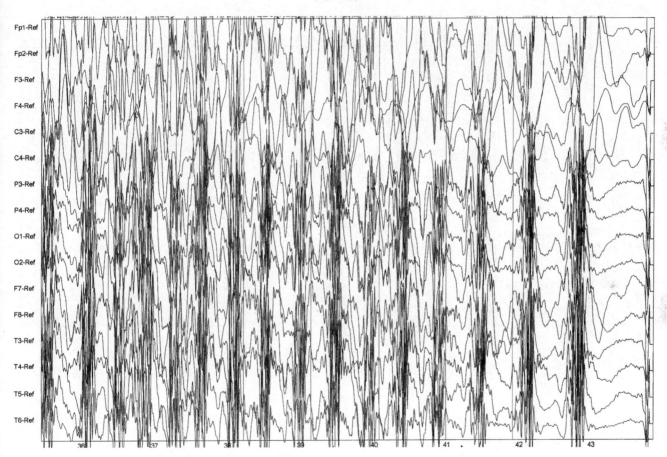

图 224　阵挛期，脑电图同步呈中高幅棘慢、多棘慢综合波

同 前

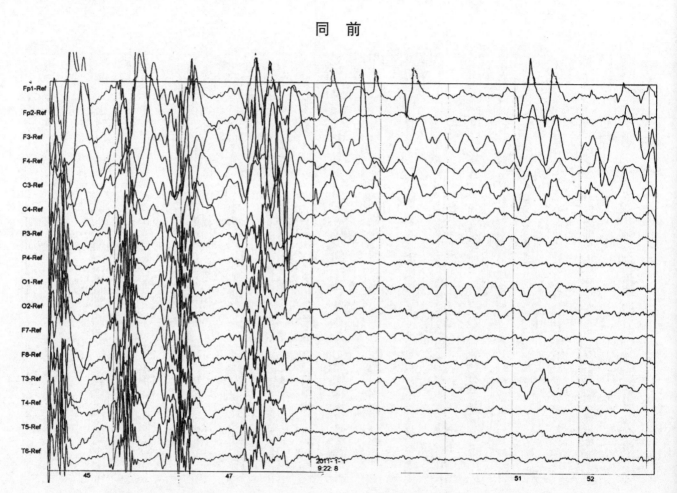

图 225　发作停止进入缓解期（表现以中高幅慢 δ 节律为主）；整个发作至结束过程持续约 72 秒左右

第五节　癫痫特殊类型

格某，女，5岁7个月，外伤性癫痫

抽搐发作前无其他疾病，亦无抽搐情况，CT检查结果阴性（－），脑电图检查出现痫样波放电。

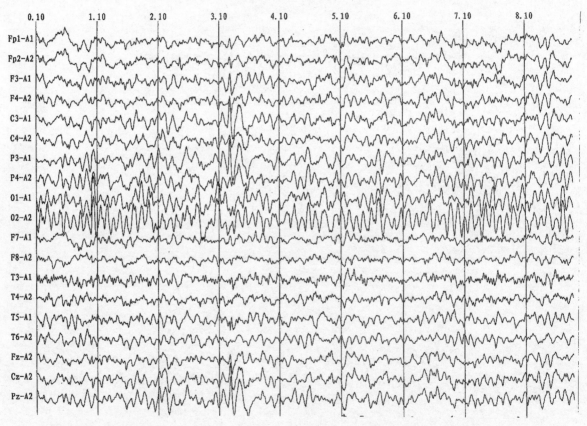

图226　清醒闭目时，左侧额、侧中央、顶区及中央区可见少量散在中幅尖慢综合波

同 前

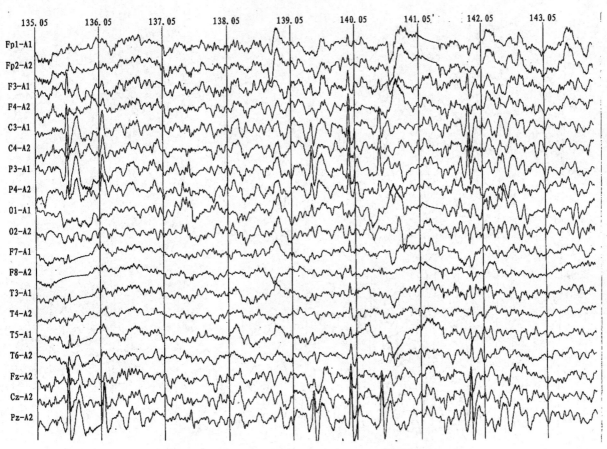

图 227 入睡后，左侧额、侧中央、顶区及中央区可见少量散在中幅尖慢综合波

同 前

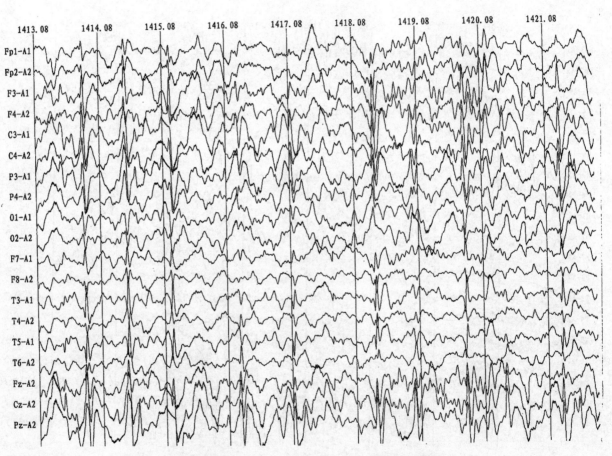

图 228　入睡后病理波（尖慢、棘慢综合波）明显增多，部位亦扩大

严某，男，10 岁，植物神经性癫痫（头痛型）

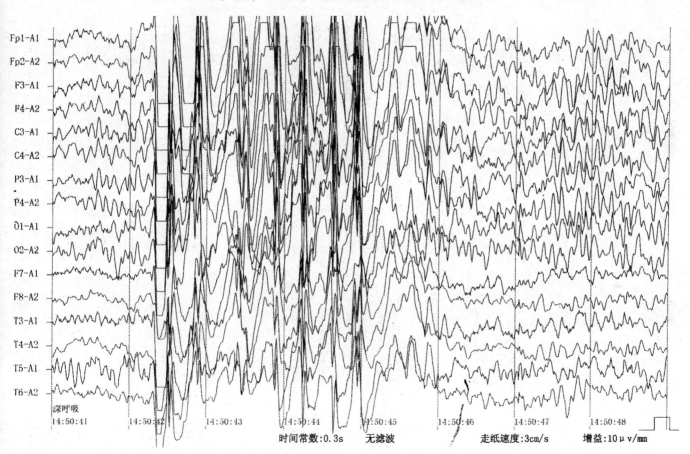

图 229　清醒期，各导阵发中高幅 2.5 秒尖慢、多尖慢综合波，持续约 3 秒

同 前

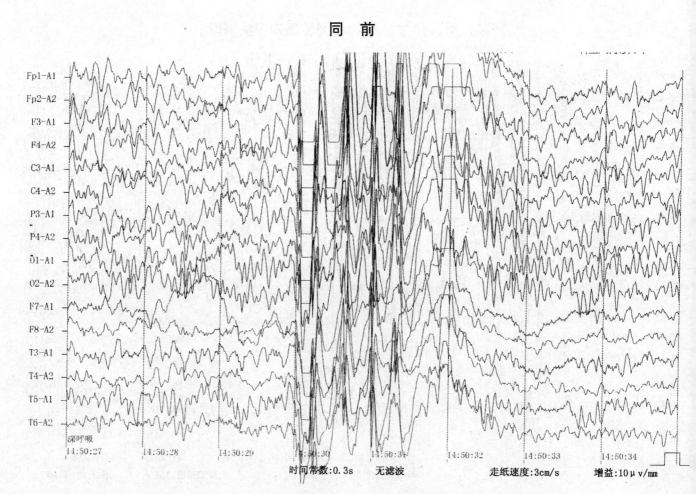

时间常数:0.3s　　无滤波　　　　走纸速度:3cm/s　　增益:10μv/mm

图 230　清醒期,各导阵发中高幅 2.5 秒尖慢、多尖慢综合波,持续约 2 秒

同　前

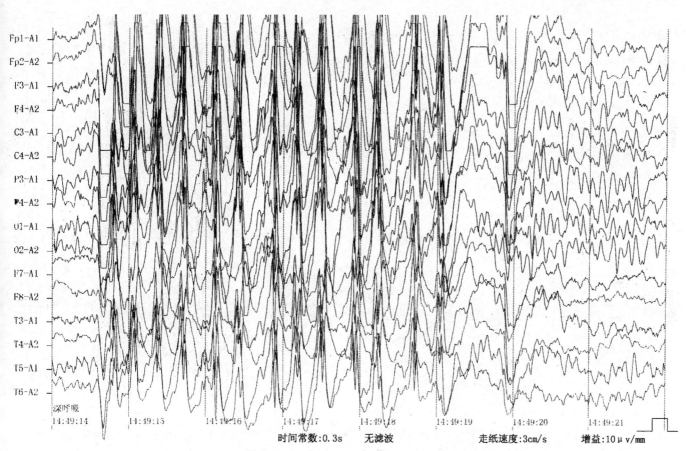

图 231　清醒期，各导阵发中高幅 2.5 秒尖慢、多尖慢综合波，持续约 5 秒

同 前

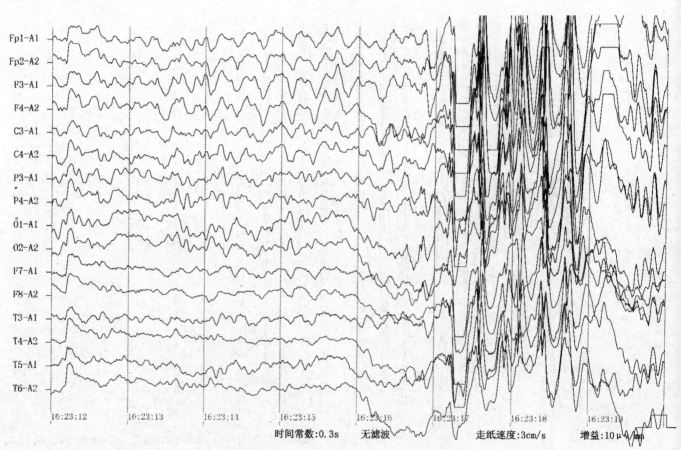

时间常数:0.3s　　　无滤波　　　　　走纸速度:3cm/s　　　增益:10μ♀/mm

图 232　非常浅睡期，各导阵发高幅尖慢综合波约 2 秒

同 前

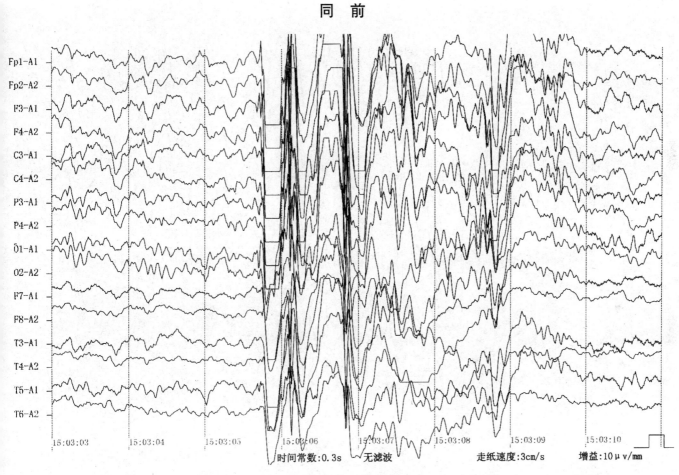

时间常数:0.3s　　　无滤波　　　　　　走纸速度:3cm/s　　　增益:10μv/mm

图 233　轻睡期，阵发约 2 秒

同 前

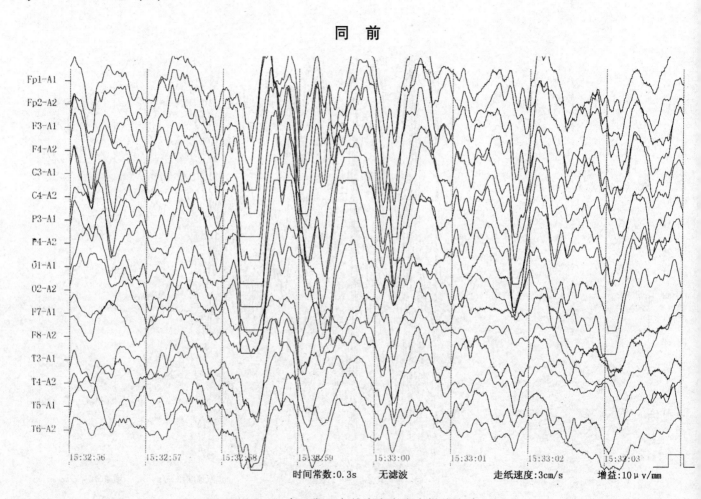

图 234 中睡期，各导夹杂少许尖慢综合波

同　前

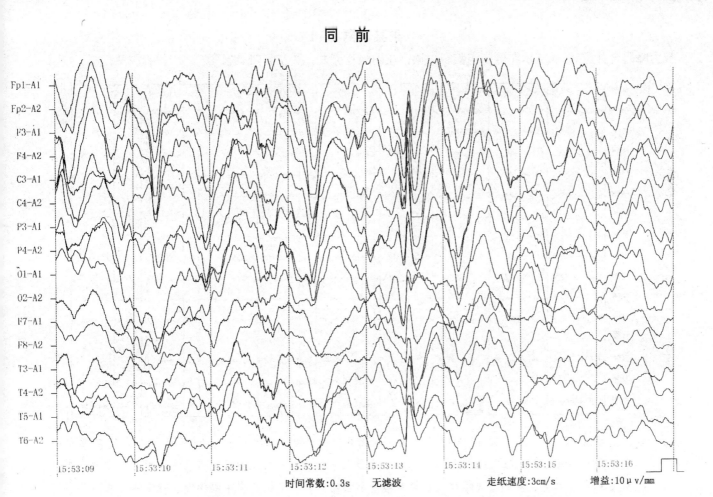

时间常数:0.3s　　无滤波　　　走纸速度:3cm/s　　增益:10μv/mm

图 235　进入中睡及中深睡期时，阵发性病理波减少，变为散在中高幅尖慢综合波

王某，男，10岁

智力障碍合并癫痫，CT示左侧脑沟脑裂增宽，左侧脑室扩大，疑左侧白质病变？

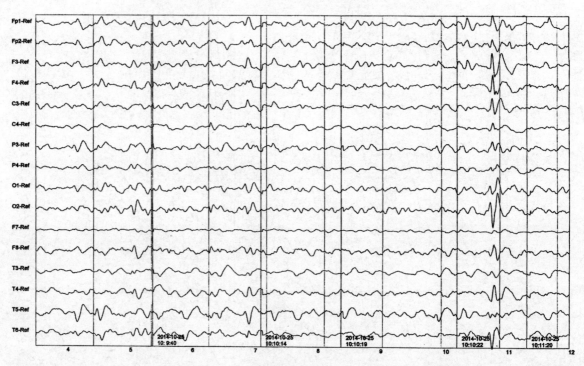

图236　各导以中幅4～6Hz与少量7Hz慢θ节律及θ活动为主；枕顶部可见少许散在低幅8Hz、偶见9Hz α波，α指数少且α频率慢，两侧对称性稍差；左侧θ波稍慢且δ波稍多于右侧，波幅亦略高于右侧；左侧α波略少且α频率略慢于右侧，各导可见散在中幅尖慢、棘慢综合波，以右侧为明显

同 前

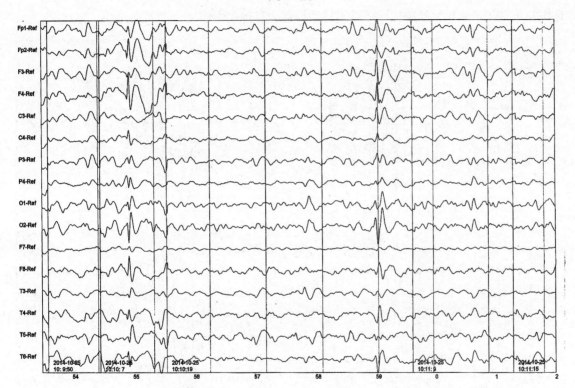

图 237 各导以中幅 4～6Hz 与少量 7Hz 慢 θ 节律及 θ 活 动 为主；枕顶部可见少许散在低幅 8Hz、偶见 9Hz α 波，α 指数少且 α 频率慢，两侧对称性稍差；左侧 θ 波稍慢且 δ 波稍多于右侧，波幅亦略高于右侧；左侧 α 波略少且 α 频率略慢于右侧，各导可见散在中幅尖慢、棘慢综合波，以右侧为明显

张某，女，11 岁

植物神经性癫痫（最先快速频繁眨眼，面部肌肉抽动后致全身抽搐发作）。

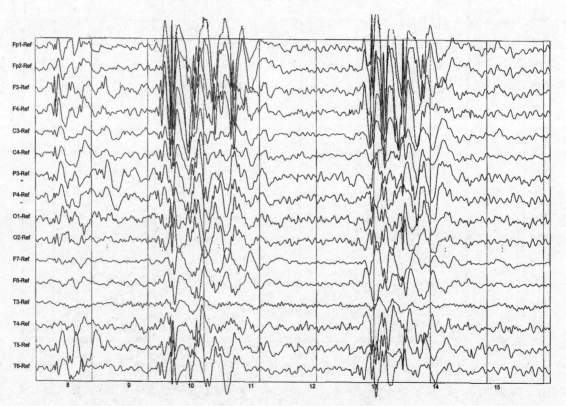

图 238　觉醒期，背景出现 α 节律，各导阵发中高幅 2.5～4Hz 棘慢、多棘慢综合波 1～2 秒，以额极、额最明显

同 前

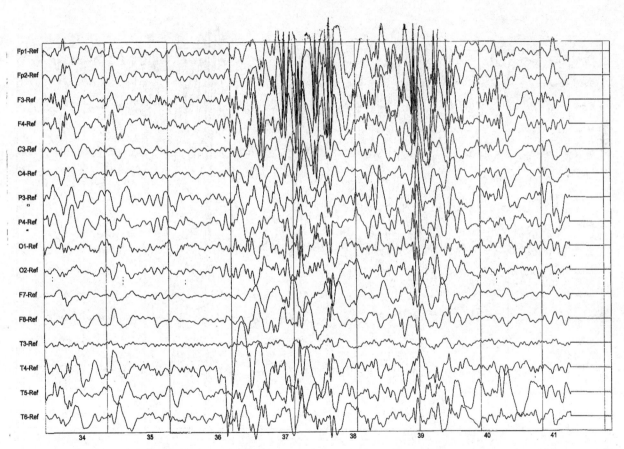

图 239 各导多次阵发中高幅 2.5～3.5Hz 棘波，多棘慢综合波，尤以额区为明显

同 前

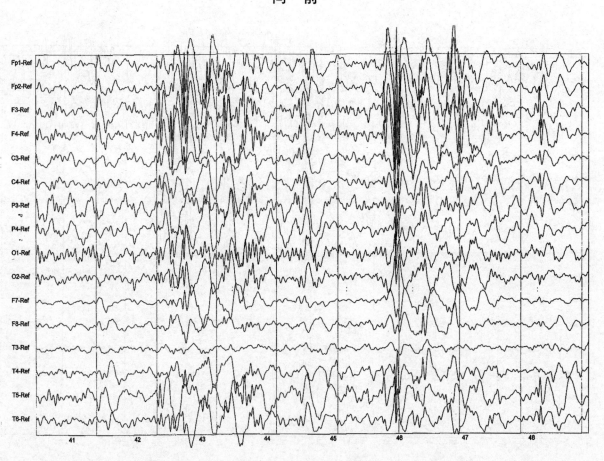

图 240　各导多次阵发中高幅 2.5～3.5Hz 棘波，多棘慢综合波，尤以额区为明显

同 前

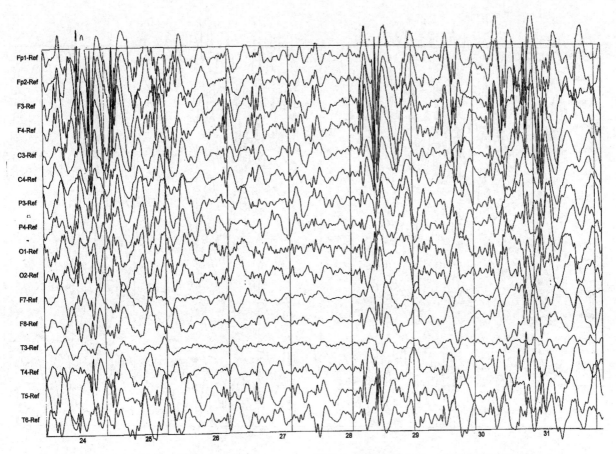

图 241　各导多次阵发中高幅 2.5～3.5Hz 棘波，多棘慢综合波，尤以额区为明显

同　前

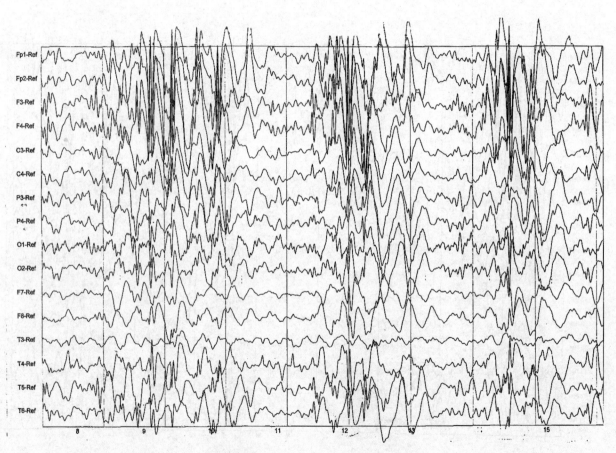

图 242　各导多次阵发中高幅 2.5～3.5Hz 棘波，多棘慢综合波，尤以额区为明显

同　前

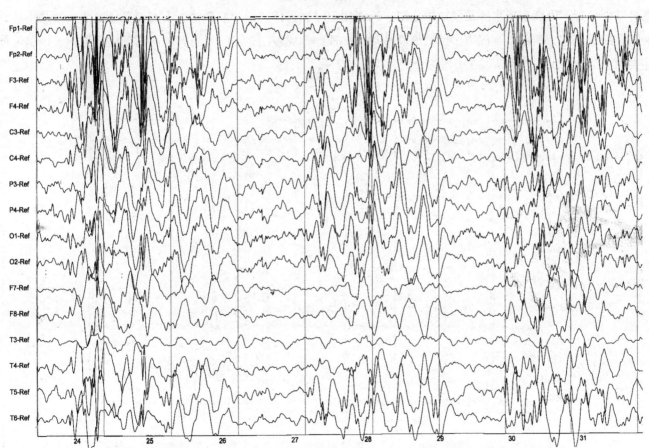

图 243　各导多次阵发中高幅 2.5～3.5Hz 棘波，多棘慢综合波，尤以额区为明显

吴某，女，30岁，妊娠高血压综合征

患者妊娠足月，因高血压水肿及蛋白尿住院。患者住院时在无任何诱因刺激情况下突然意识丧失，呼之不应，出牙关紧闭，眼球固定，两眼直视前方，四肢僵硬抽动，抽搐约50秒左右停止。故行24小时脑电图监测，因脑电图出阵发性尖慢综合波两次，亦偶见散在尖慢综合波，符合"子痫"表现。

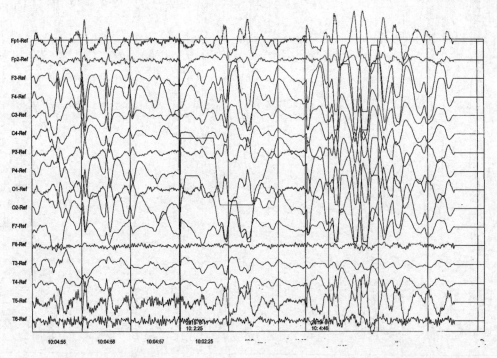

图 244　背景正常，监测睡眠期，各导阵发两次中高幅 1.5～2.5Hz 尖慢综合波，持续 2～2.5 秒不等，亦偶见散在尖慢综合波

哈某，女，8 岁

植物神经性癫痫（腹痛型），患儿表现为反复发作的不明原因剧烈腹痛，面色苍白，出汗恶心，持续几分钟至 1～2 时不等，发作后疲倦，醒来后感觉良好。经腹部彩超检查未见异常，在多家医院消化科诊治无效。后经脑电图检查有 痒波出现，按癫痫治疗后腹痛明显缓解，停止发作。

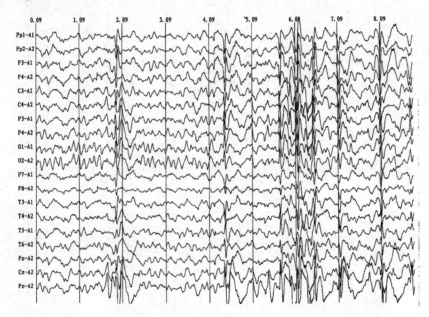

图 245　浅睡期，背景以中幅 4～6Hz 以及少量 7Hz θ 节律为主，各导除枕部可见稍多量中幅 2～2.5Hz 复形不规则 δ 波与少量 δ 活动；枕部偶见中幅 8Hz α 波，两侧对称性尚可；各导间以少许 散在低幅 β 波；各导多次出现散在中高幅尖慢综合波，各导偶见阵发一次中高幅 2.5Hz 尖慢、多尖慢 综合波，约 1 秒

同　前

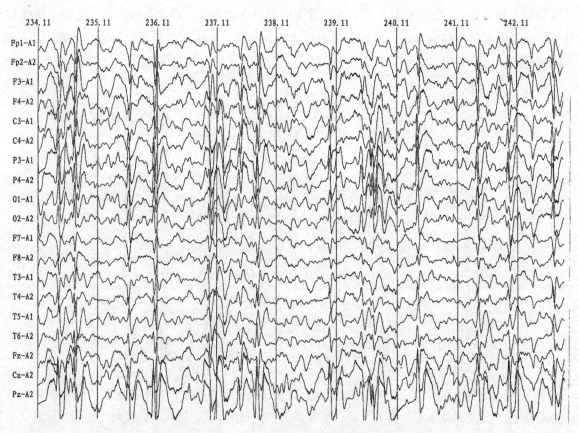

图 246　睡眠轻睡期，各导散在尖慢、多尖慢综合波明显增多，且各导阵发出现中高幅 2.5Hz 尖慢综合波、多尖慢综合波，持续 1～1.5 秒不等

同　前

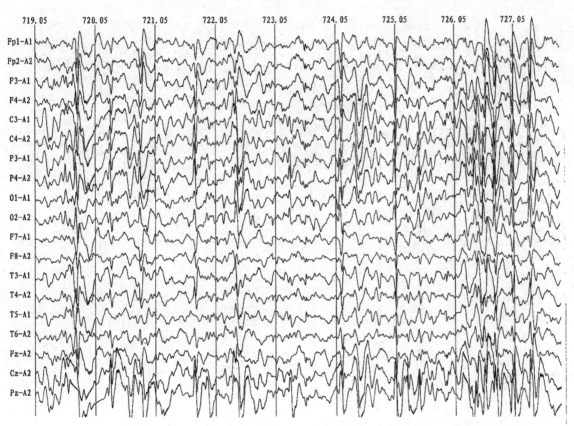

图 247　睡眠轻睡期，各导散在尖慢、多尖慢综合波明显增多，且各导阵发出现中高幅 2.5Hz 尖慢综合波、多尖慢综合波，持续 1～1.5 秒不等

同 前

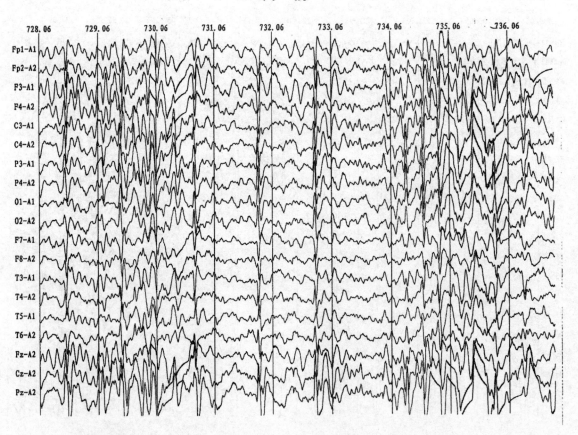

图 248　轻中睡眠期，睡眠纺锤波频率变慢，各导仍可见稍多量散在中高幅尖慢综合波，各导阵发一次中高幅 2.5Hz 尖慢、多尖慢综合波，约 2 秒

同　前

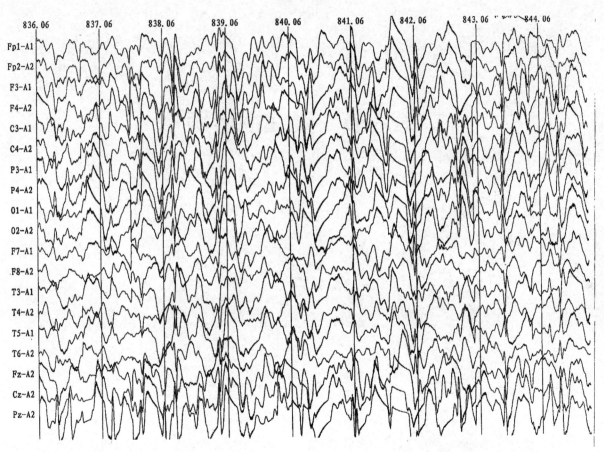

图 249　中睡期，睡眠纺锤波频率慢，各导可见少量散在中高幅尖慢综合波

第六节　炎症性疾病

赵某，女，2 岁，CT 检查结果阴性（-）（脑炎？）

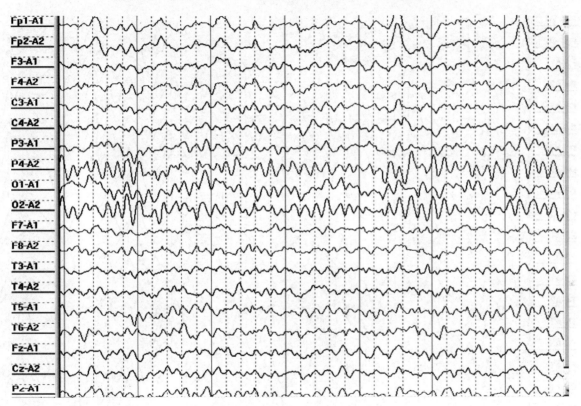

图 250　清醒闭目时，以中幅 4～7.5Hz θ 节律为主，各导除枕顶外可见少量低幅 3～3.5Hz 复形不规则 δ 波与少许 δ 活动，枕顶部偶见 8Hz α 波，两侧对称性尚可，各导间以少许散在低幅 β 波

赵某，女，2 岁，病毒性脑炎？ CT 检查结果阴性（−）

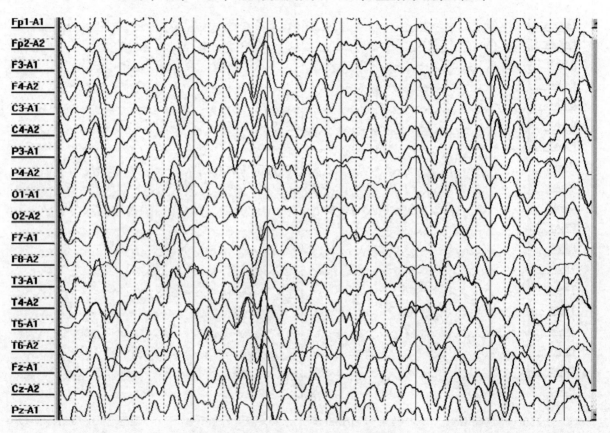

图 251　清醒闭目时，中高幅 1～3.5Hz 复形不规则 δ 节律为主，可见少许 4Hz θ 波与少许 θ 活动，θ 波少且频率偏慢，对称尚可，α 波缺如。各导可见少许低幅 β 波

王某，女，4 岁，抽搐待查（病毒性脑炎），CT 检查结果阴性（－）

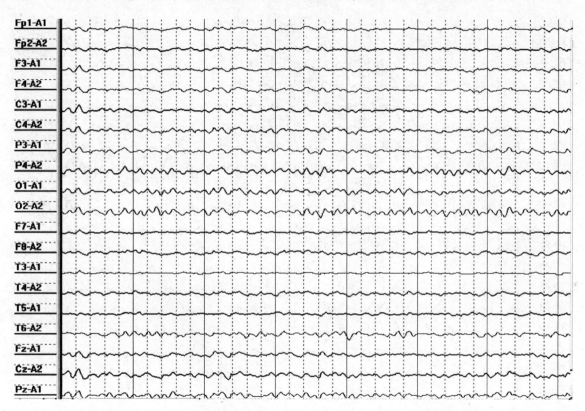

图 252　清醒闭目时，以低中幅 4～7.5Hz θ 节律为主，头前部、中央及颞区见少量低中幅
3～3.5Hz 变形不规则 δ 波与少许 δ 活动，两侧枕顶区可见少许低幅 8Hz 偶见 9Hz α 波，α 指数偏少，
且 α 频率偏慢，两侧对称性尚可，各导间以少许低幅 β 波

马某，男，4岁，病毒性脑炎，CT 检查结果阴性（−）

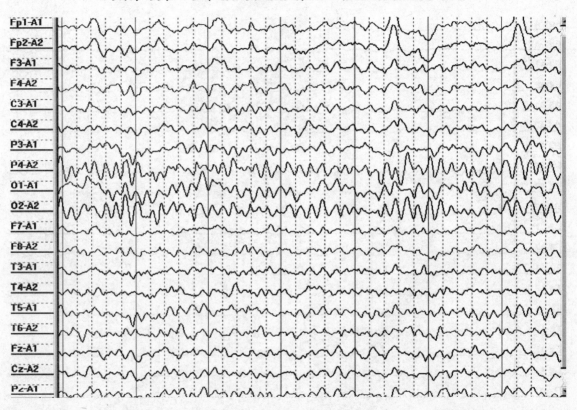

图 253　清醒闭目时，以中幅 4～6Hz 与少量 7～7.5Hz θ 节律为主，各导除枕顶外可见少量 2～3.5Hz 复形不规则 δ 波与少许 δ 活动。枕顶部偶见 8Hz α 波，α 指数少且 α 频率慢，两侧对称性尚可，各导间以少许低幅 β 波

尼某，女，5 岁，病毒性脑炎

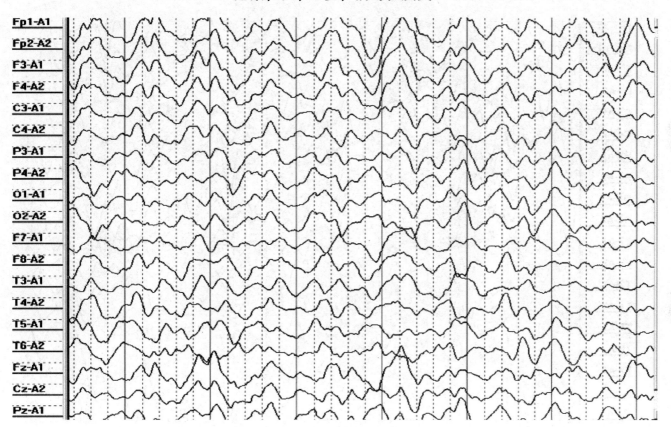

图 254　清醒闭目时，中高幅 1.5～3.5Hz 复形不规则 δ 节律为主，可见少许 4～5Hz θ 波，偶见 θ 活动，θ 少且慢，α 波缺如，对称尚可，少许散在低幅 β 波

索某，男，5 岁，抽搐待查（病毒性脑炎），CT 检查结果阴性（−）

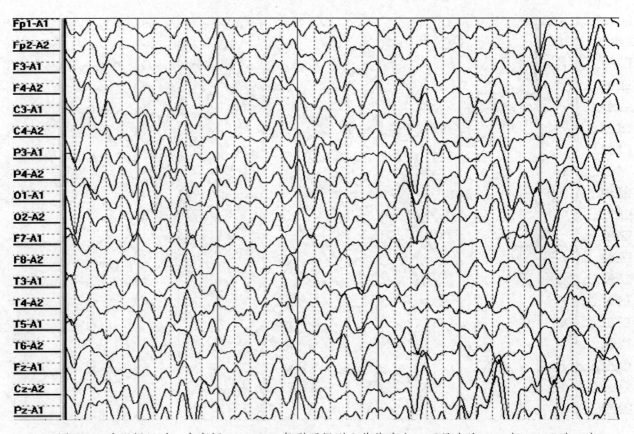

图 255　清醒闭目时，中高幅 1～3.5Hz 复形不规则 δ 节律为主，可见少许 4Hz 与 5Hz θ 波，亦见少许 θ 活动，θ 波少且频率偏慢，对称尚可，α 波缺如，各导间以少许低幅 β 波

马某，男，5岁，抽搐待查（病毒性脑炎），CT检查结果阴性（－）

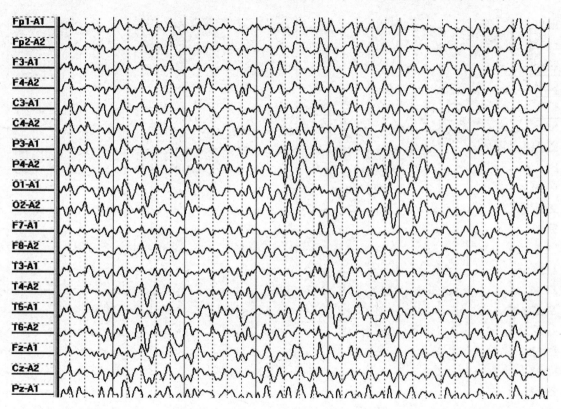

图 256　清醒闭目时，以中幅 4～7.5Hz θ 节律为主，各导可见少许散在低幅 3～3.5Hz 复形不规则 δ 波与偶见 δ 活动，枕顶可见少许低幅 8～9Hz α 波，α 指数偏少，且 α 频率偏慢，对称性尚可，各导间以少许低幅 β 波

王某，女，5 岁，病毒性脑炎？CT 检查结果阴性（－）

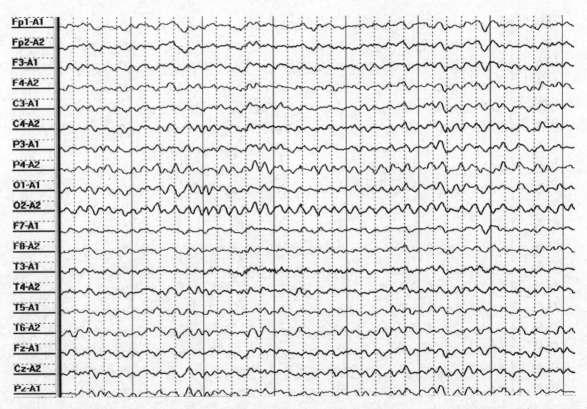

图 257　清醒闭目时，以中幅 4～7.5Hz θ 节律为主，各导除枕顶外可见少量低幅 2～3.5Hz 复形不规则 δ 波与少许 δ 活动，枕顶偶见 8Hz α 波，α 指数偏少且 α 频率偏慢，对称尚可，各导间以少许散在低幅 β 波

王某，男，5 岁 6 个月，病毒性脑炎？CT 检查结果阴性（−）

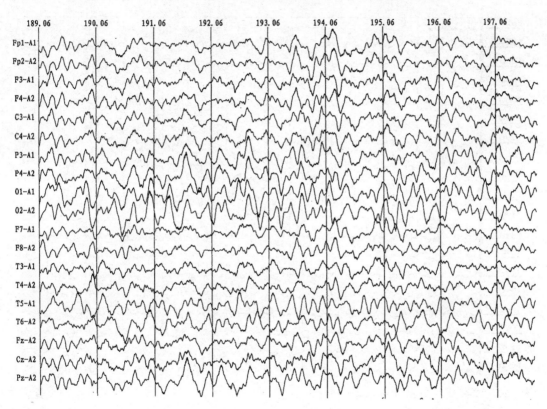

图 258　清醒闭目时，以中高幅 2～3.5Hz 复形不规则 δ 节律为主，各导间以稍多量中幅 4～6Hz 与少许 7Hz θ 波，亦见少量 θ 活动。枕顶部偶见低幅 8Hz α 波，α 指数偏少且 α 频率偏慢，两侧对称性尚可，各导间以少许低幅 β 波

更某，女，6岁，抽搐待查（病毒性脑炎），CT检查结果阴性（－）

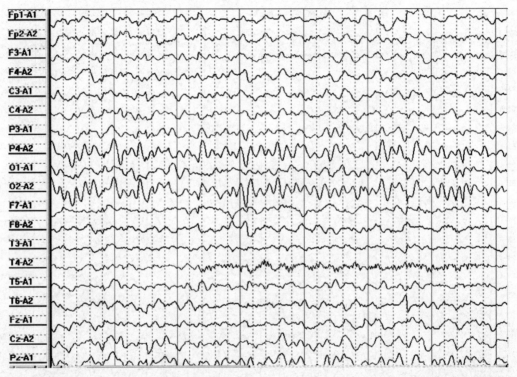

图259　清醒闭目时，以中幅4～6Hz与少量7Hz θ节律为主，各导除枕顶外可见少量低中幅2～3.5Hz复形不规则δ波与少许δ活动，枕顶部可见少量8Hz偶见9Hz α波，α指数偏少，且α频率偏慢，对称性欠佳，左侧 θ 波频率略慢且δ波略多于右侧；左枕、顶 α 波亦略少于右侧，且波幅略低于右侧，各导间以少许低幅β波

朗某，女，7 岁，清醒闭目，惊厥待查，CT 检查结果阴性（－）

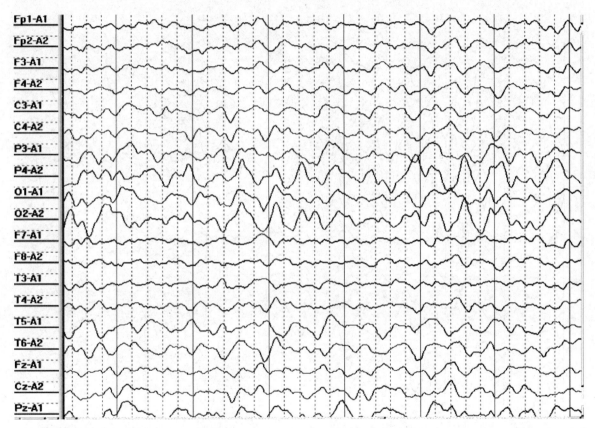

图 260　清醒闭目时，以中高幅 1.5～3.5Hz 复形不规则 δ 节律为主，可见少许 4～5Hz θ 波，偶见 θ 活动，θ 波少且频率偏慢，α 波缺如，两侧对称性尚可，少许低幅 β 波

术某，男，7 岁，病毒性脑炎伴脑水肿

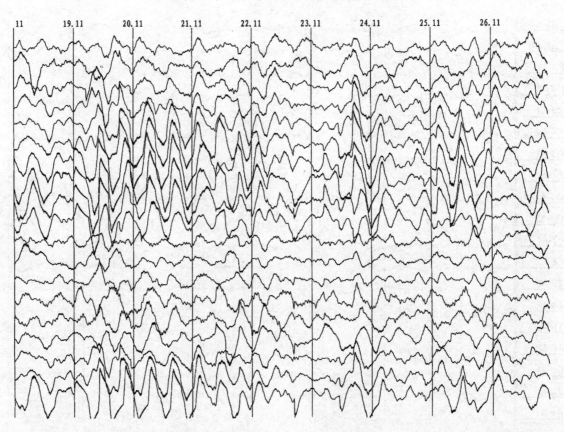

图 261　清醒闭目时，以中高幅 1～2Hz 及少量 2.5～3.5Hz 复形不规则 δ 节律为主，背景 δ 频率慢，间以少许 4～5Hz θ 波，偶见 θ 活动。对称尚可，α 波缺如，各导间以少许散在低幅 β 波

同　前

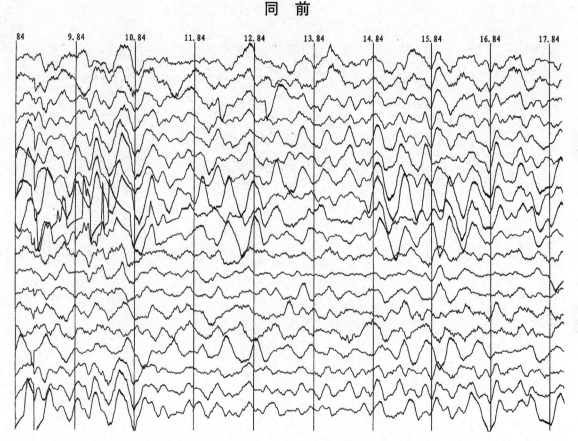

图262　清醒闭目时，以中高幅 1～2Hz 及少量 2.5～3.5Hz 复形不规则 δ 节律为主，背景 δ 频率慢，间以少许 4～5Hz θ 波，偶见 θ 活动。对称尚可，α 波缺如，各导间以少许散在低幅 β 波

同　前

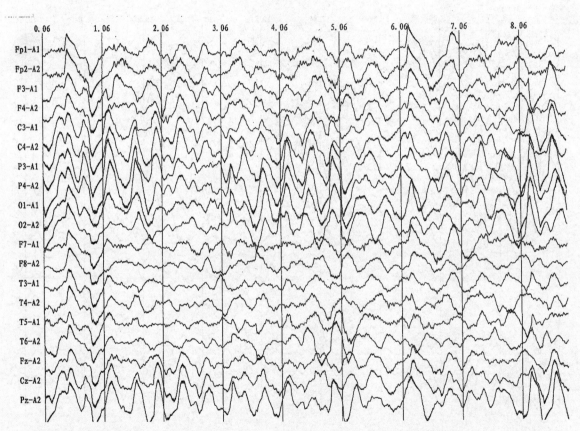

图 263　清醒闭目时，以中高幅 1～2Hz 及少量 2.5～3.5Hz 复形不规则 δ 节律为主，背景 δ 频率慢，间以少许 4～5Hz θ 波，偶见 θ 活动。对称尚可，α 波缺如，各导间以少许散在低幅 β 波

同　前

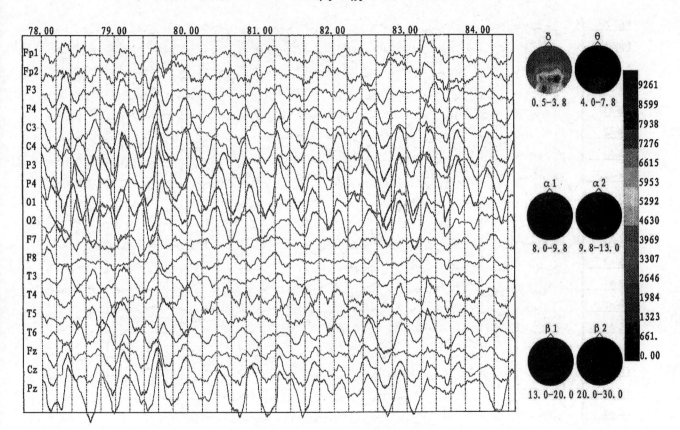

图 264　①δ频段枕顶部功率最高为 15 级；②枕部 θ 频段功率为 2 级（功率低）；③α频段功率缺如

马某，女，8岁，抽搐待查（病毒性脑炎），CT检查结果阴性（﹣）

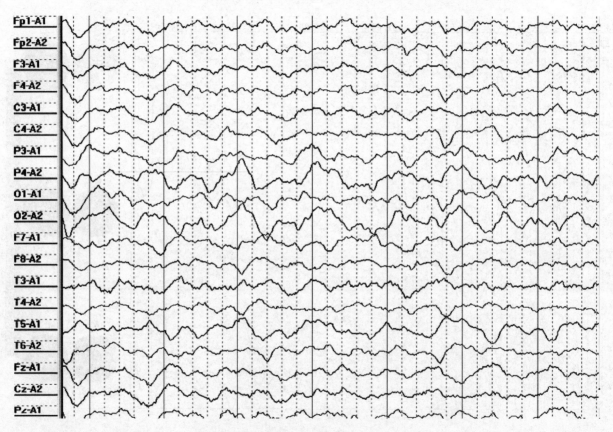

图265　清醒闭目时，以低中幅1～2.5Hz及少量3Hz复形不规则δ节律为主，背景δ频率慢，
间以少许低幅4～5Hzθ波，偶见6Hzθ波，θ波少且频率偏慢，对称尚可，各导可见少许低幅β波

陈某，女，8岁，晕厥待查（病毒性脑炎），CT 检查结果阴性（－）

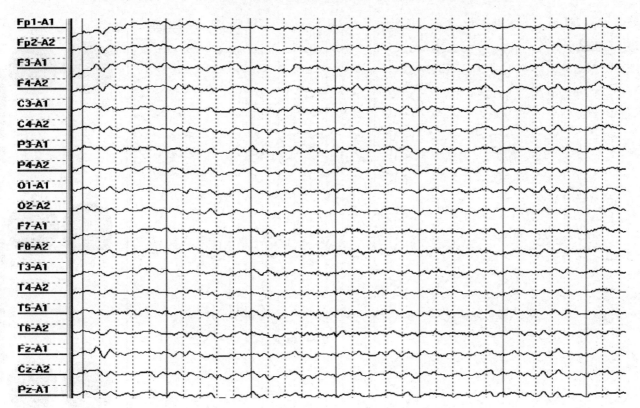

图 266　清醒闭目时，以低中幅 4～6Hz 与少量 7Hz θ 节律为主，背景 θ 频率慢，各导除枕顶外可见少量低中幅 2.5～3.5Hz 复形不规则 δ 波与少许 δ 活动，枕顶部可见少许 8Hz α 波，α 指数偏少，且 α 频率偏慢，对称尚可，各导间以少许散在低幅 β 波

马某，男，8岁（病毒性脑炎？）

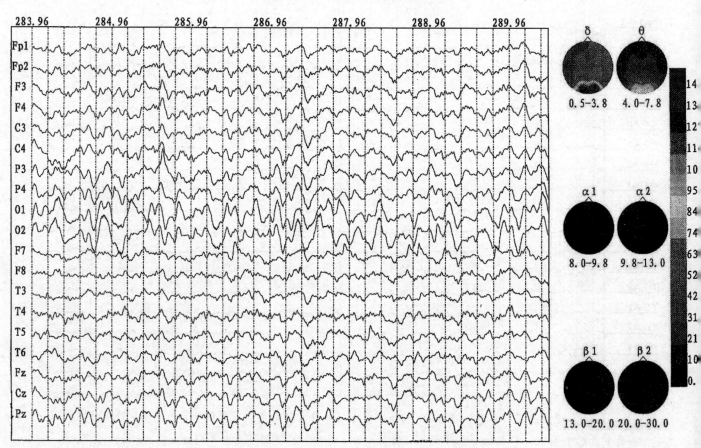

图 267　①δ 频段枕顶部功率最高为 15 级；②枕部 θ 频段功率为 7 级（功率低）；③α 频段功率缺如

赵某，男，8岁，清醒（病毒性脑炎？）

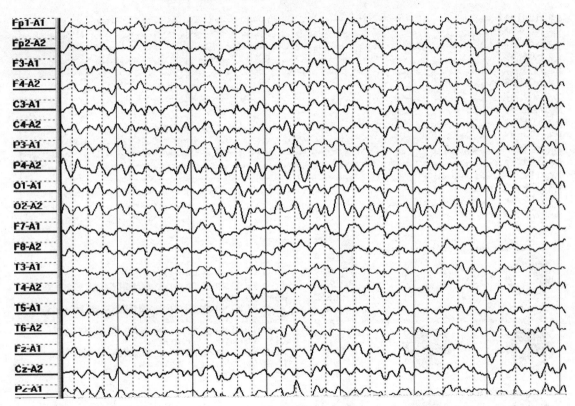

图 268　清醒闭目时，以中幅 4～6Hz 与少量 7Hz θ 节律为主，各导除枕部外可见少量低幅 2～3.5Hz 复形不规则 δ 波与少许 δ 活动，枕顶部偶见 8Hz α 波，α 指数少且 α 频率慢，对称尚可，各导间以少许散在低幅 β 波

吉某，男，10岁（病毒性脑炎？）

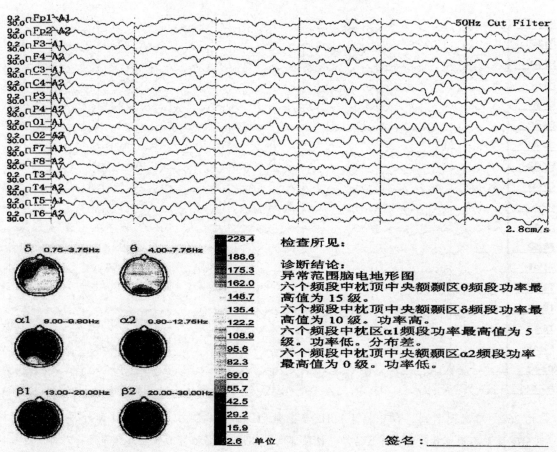

检查所见：

诊断结论：
异常范围脑电地形图
六个频段中枕顶中央额颞区θ频段功率最高值为 15 级。
六个频段中枕顶中央额颞区δ频段功率最高值为 10 级。功率高。
六个频段中枕区α1频段功率最高值为 5 级。功率低。分布差。
六个频段中枕顶中央额颞区α2频段功率最高值为 0 级。功率低。

签名：＿＿＿＿＿＿＿＿

图 269 ①δ 频段枕顶部功率最高为 15 级；②枕部 θ 频段功率为 7 级（功率低）；③α 频段功率缺如

刘某，11 岁，清醒（病毒性脑炎？）

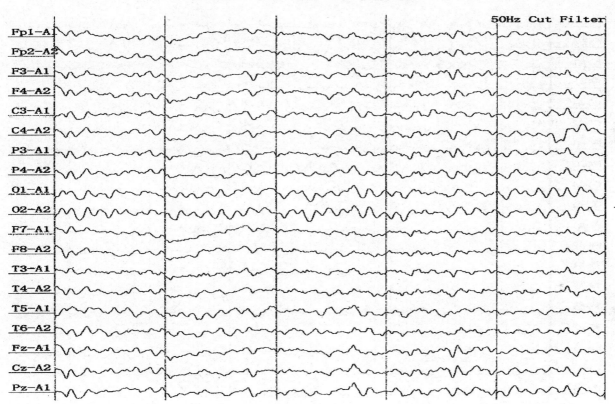

图 270　清醒闭目时，以中幅 4～7Hz θ 节律为主，各导除枕部外可见少许中幅 3～3.5Hz 复形不规则 δ 波与偶见 δ 活动，枕顶部可见少许散在低幅 8Hz α 波，偶见 9Hz α 波，α 指数少且 α 频率慢，两侧对称尚可，各导间以少许散在低幅 β 波

马某，女，12岁，抽动症（病毒性脑炎？），CT检查结果阴性（－）

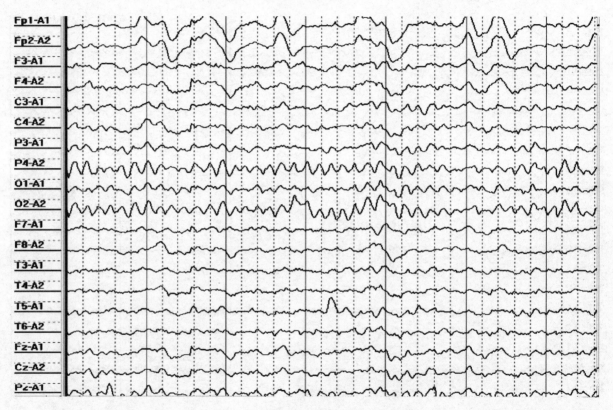

图271　清醒闭目时，以中幅4～7.5Hz θ节律为主，头前部、中央、颞区可见少量中幅
2～3.5Hz复形不规则δ波与少许δ活动，枕顶偶见8Hz α波，α指数偏少且频率慢，两侧对称性尚可，
各导间以少许散在低幅β波

朱某，女，13 岁（病毒性脑炎？）

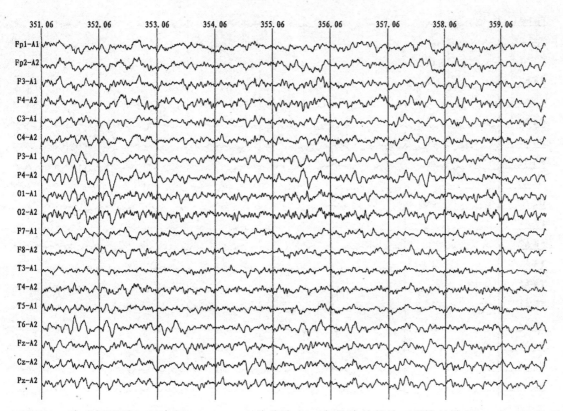

图 272　清醒闭目时，以中幅 4～7.5Hz θ 节律为主，各导除枕部外可见少许中幅 2～3.5Hz 复形不规则 δ 波与少许 δ 活动，枕顶部可见少许低中幅 8Hz α 波，偶见 9Hz α 波，α 指数少且 α 频率慢，两侧对称尚可，各导间以少许散在低幅 β 波

马某，男，15岁，抽搐待查（病毒性脑炎），CT 检查结果阴性（−）

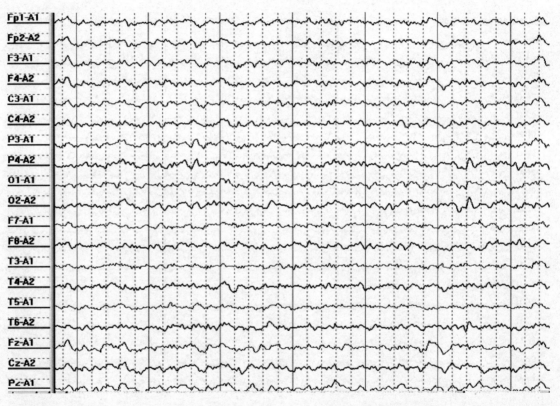

图 273　清醒闭目时，以中幅 4～6Hz 与少量 7～7.5Hz θ 节律为主，背景 θ 频率偏慢，各导可见稍多量低中幅 2～3.5Hz 复形不规则 δ 波与少量 δ 活动，枕顶部偶见 8Hz α 波，α 指数少且频率慢，对称性尚可，各导间以少许散在低幅 β 波

蝉某，男，17岁，抽搐待查（病毒性脑炎），CT检查结果阴性（－）

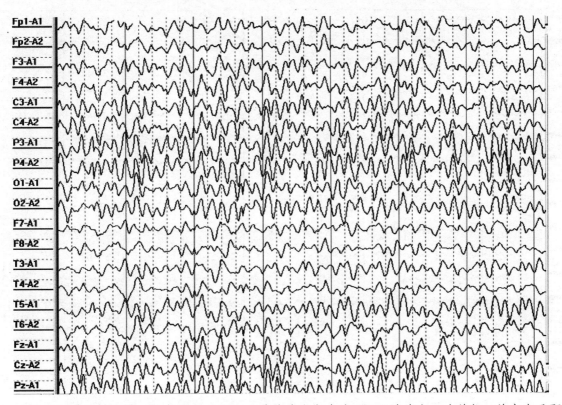

图 274　清醒闭目时，以中幅 5～7.5Hz θ 节律为主与少许 4Hz θ 波为主，头前部、前中央及颞区可见少许散在中幅 3～3.5Hz 复形不规则 δ 波与少许 δ 活动，可见少量 8Hz α 波，偶见 9Hz α 波，α 指数少且频率慢，对称尚可，各导间以少许散在低幅 β 波

伊某，男，48岁，头痛、头晕，病毒性脑炎，CT检查结果阴性（-）

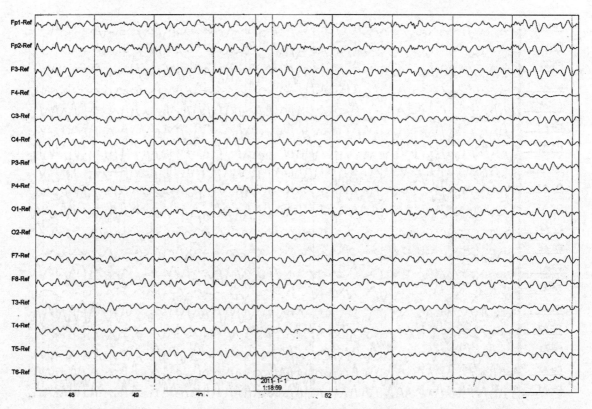

图275　清醒闭目时，以中幅6～7.5Hz θ节律与少量4～5Hz θ波为主，头前部及颞区偶见3～3.5Hz复形不规则δ波与δ活动，可见少许散在低幅8Hz α波，偶见9Hz α波，α指数少且α频率慢，分布差，两侧对称尚可，各导间以少许散在低幅β波

第七节 颅内出血与脑血管病变

范某，男，2个月

CT：①左颞区、双侧枕部及大脑后纵裂硬膜下血肿；②蛛网膜下腔出血；③双顶叶脑组织水肿；④额、颞区少许膜下积液。

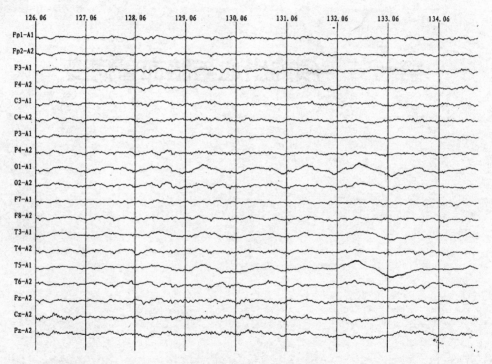

图276 低幅与少许中幅0.5～2Hz及少许2.5～3Hz复形不规则δ节律为主，背景示频率慢且波幅低，以头前部为明显，偶见4～5Hz θ波与θ活动，两侧对称稍差，左侧δ慢且左枕、中后颞波幅略高于右侧

同　前

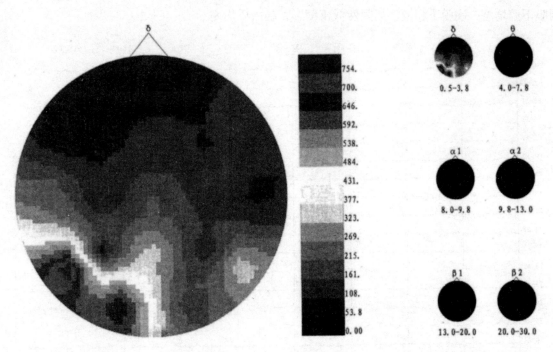

图277　①δ频段左头后部功率高于右侧，两侧额后、前颞区功率最低；②θ频段功率低

陈某，女，4个月，浅昏迷，脑出血

CT示蛛网膜下腔增宽，硬膜下积液，局限性低密度影，脑白质病变？

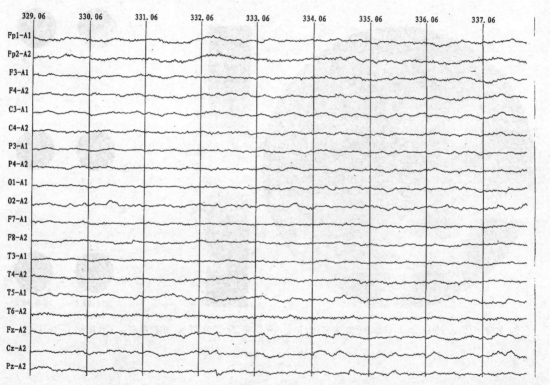

图278　各导以低幅与少量中幅0.8～2Hz及少许2.5～3Hz δ节律为主，头前部及中颞区波幅低，枕顶偶见4～5Hz θ波，θ波少且频率慢，对称欠佳，左侧δ略慢且θ波略少，各导间以少许低幅β波

马某，女，2 岁，脑出血

CT：①右大脑半球萎缩状，两颞及右额顶、枕部分缺如；②双颞蛛网膜囊肿；③脑软化灶；④双颞、顶、硬膜状钙灶待查。

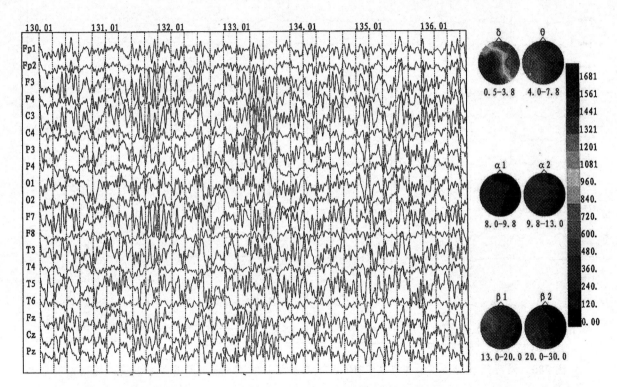

图 279　①δ 频段功率右侧低于左侧 4～5 级；②右侧 θ 频段功率低于左侧，为 4 级；③β1 频段、β2 频段功率右侧低于左侧 3～4 级

黄某，女，3 岁 2 个月，CT 示左侧蛛网膜下腔出血恢复期

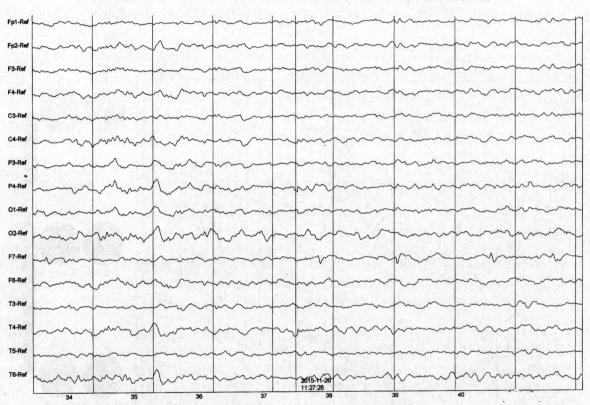

图 280　清醒闭目时，以低中幅 2～3Hz δ 节律为主，左侧波幅低且 δ 频率偏慢，枕顶、侧中央区间少量低中幅 4～5Hz θ 波，右侧 θ 波略明显，两侧对称性稍差，α 波缺如，可见少许散在低幅 β 波

同 前

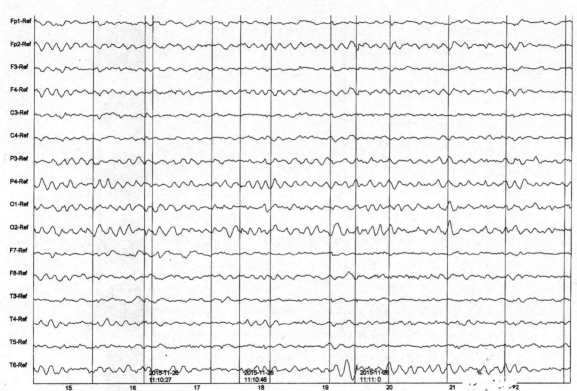

图281 清醒闭目时，以中幅4～7Hz θ节律为主，左侧θ频率慢且波幅略低于右侧，左侧各导除枕顶外可见少量散在低幅2～3.5Hz复形不规则δ波与少量δ活动；右侧枕顶偶见散在低幅8Hz α波，左侧α波缺如，α指数少且分布差，两侧对称性差

同　前

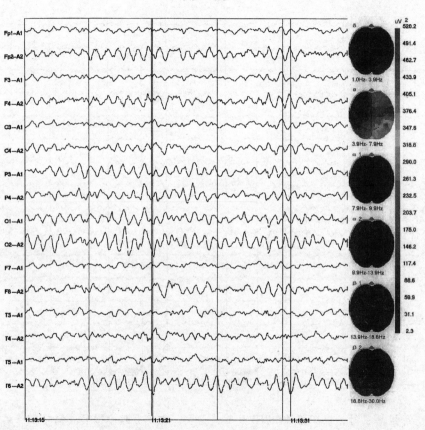

图 282　①θ频段左侧功率最高为18级，左侧头前部比右侧低4～8级；②δ频段枕顶区功率为
4级，左枕比右枕低2级；③α1频段功率低（为1级）

景某，女，39 岁，头痛待查，CT 检查结果阴性（－），TCD 示脑血管病变

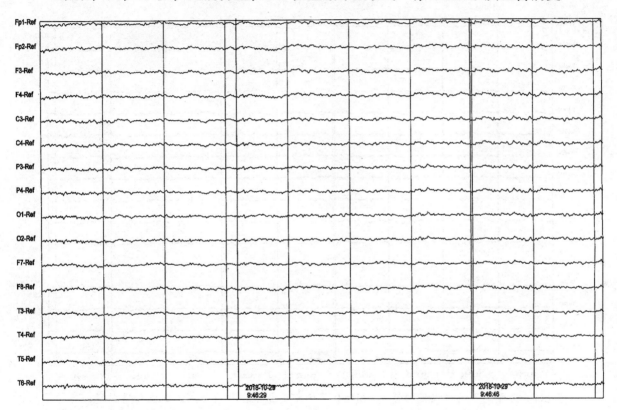

图 283　以低幅慢 4～6Hz θ 节律与少量 7Hz θ 波为主，头前部及颞区可见稍多量低幅 2～3.5Hz 变形不规则 δ 波与少量 δ 活动；枕顶部侧中央区可见少许低幅 8～9Hz α 波，α 指数少且 α 频率慢，α 分布差，两侧对称尚可，各导间少量低幅 β 波

苏某，男，44岁，头痛待查，CT 检查结果阴性（－）

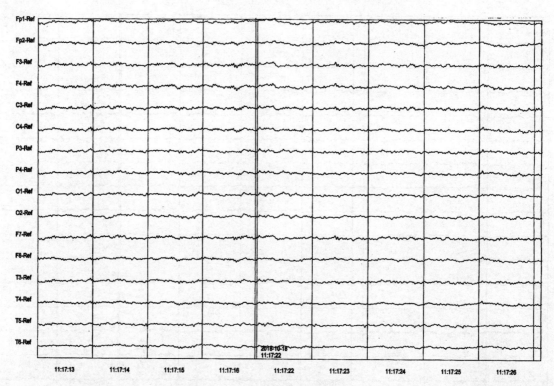

图 284　清醒闭目时，以低幅慢 4～6Hz θ 节律与少量 7Hz θ 波为主，背景 θ 频率慢，各导间以稍多量低幅 3～3.5Hz 复形不规则 δ 波与少量 δ 活动；枕顶偶见少许 8Hz α 波，α 频率慢且 α 指数少，两侧对称性尚可，各导间少量低幅 β 波；提示脑血管痉挛，服用血管扩张剂药与营养脑细胞药后，脑电图逐渐恢复正常

齐某，女，45 岁，MR 示脑梗死

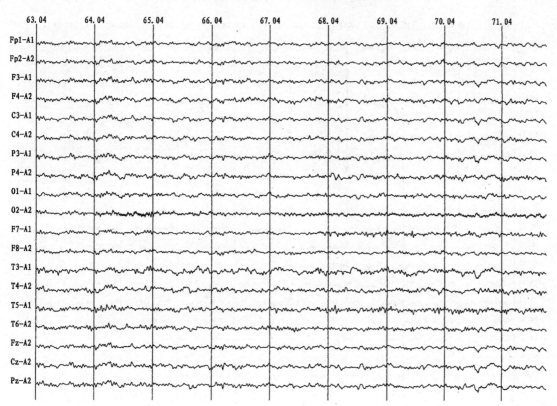

图 285　过度换气后，背景以 δ 节律为主，间少许散在 θ 波，α 波缺如；H.V（过度换气试验）换气止后 18 秒，δ 频率更慢，波幅变低，θ 波减少，两侧对称性尚可，α 波缺如，β 波增多，仍不恢复背景活动

同 前

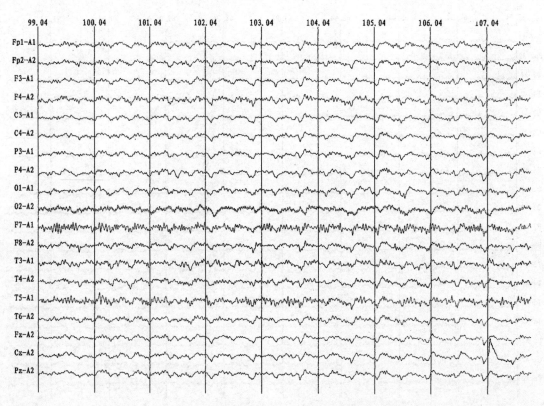

图286　过度换气后，背景以δ节律为主，间少许散在θ波，α波缺如；H.V（过度换气试验）换气止后18秒，δ频率更慢，波幅变低，θ波减少，两侧对称性尚可，α波缺如，β波增多，仍不恢复背景活动

同 前

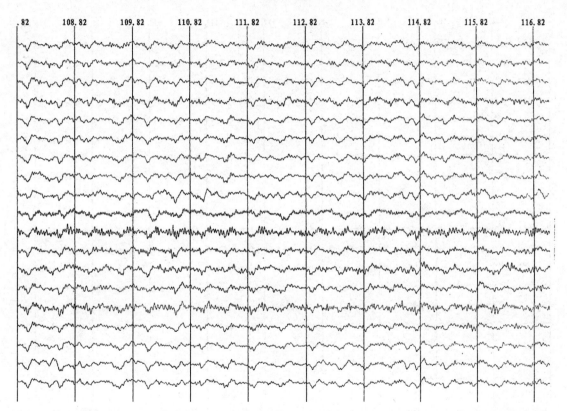

图287 过度换气后，背景以 δ 节律为主，间少许散在 θ 波，α 波缺如；H.V（过度换气试验）换气止后 18 秒，δ 频率更慢，波幅变低，θ 波减少，两侧对称性尚可，α 波缺如，β 波增多，仍不恢复背景活动

同 前

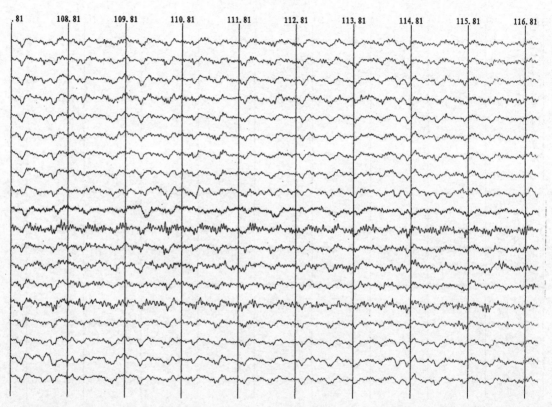

图 288 过度换气后，背景以 δ 节律为主，间少许散在 θ 波，α 波缺如；H.V（过度换气试验）换气止后 18 秒，δ 频率更慢，波幅变低，θ 波减少，两侧对称性尚可，α 波缺如，β 波增多，仍不恢复背景活动

同 前

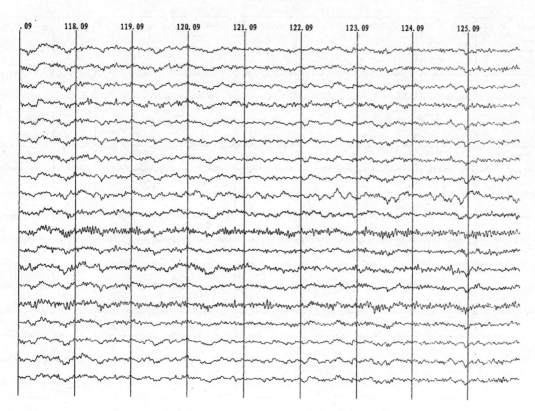

图289　低中幅 4～6Hz 与少许 7Hz θ 节律为主，背景 θ 频率慢，各导可见稍多量中幅 2～3.5Hz 变形不规则 δ 波与少量 δ 活动；枕顶、颞区可见少许 8Hz、偶见 9Hz α 波，α 频率慢且 α 指数少，各导间少量低幅 β 波

田某，男，51岁，MR 示左基底节脑出血

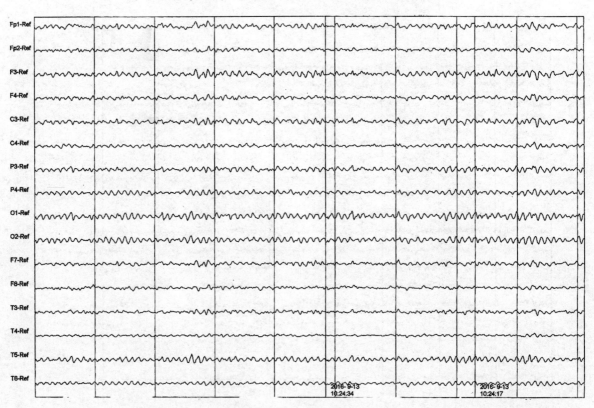

图 290　患者右侧上、下肢活动功能受限，术前清醒闭目时各导中以 9～9.5Hz α 波节律为主，有少许 10Hz α 波，左侧 α 波频率略慢且波幅稍低于右侧，左侧 θ 波略多，且频率略慢于右侧，各导间以少许 β 波

同　前

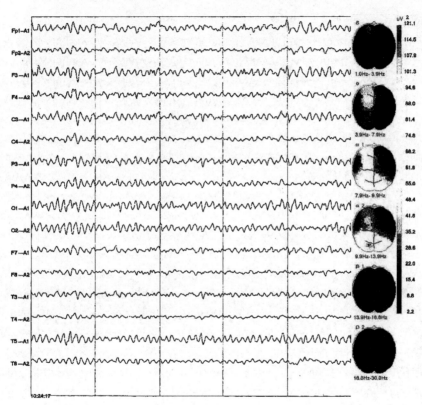

图 291　①α2 频段功率最高（18 级），左侧功率比右侧功率高 3～5 级；②α1 频段功率为 13 级，左侧比右侧高 4～6 级，头前部为明显；③θ 频段功率为 8 级，左侧头前部比右侧高 4～5 级；④δ 频段额区功率为 3 级，右侧略高

晁某，男，53岁，CT、MRI 示双顶脑梗死，头晕发作

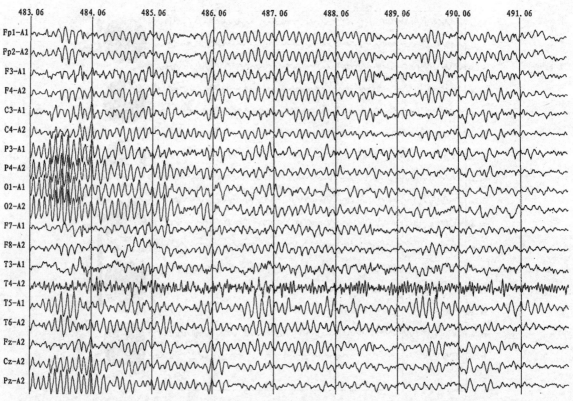

图 292　清醒闭目时，背景以中高幅（达 140μV）10～11Hz 与少许 9Hz α 节律为主，前头部及颞区偶见 3Hz δ 波；描记过程中自述头晕，脑电图同步出现枕顶区、颞区 α 频率变慢且波幅变低，α 稳定性稍差，θ 波略增多

同 前

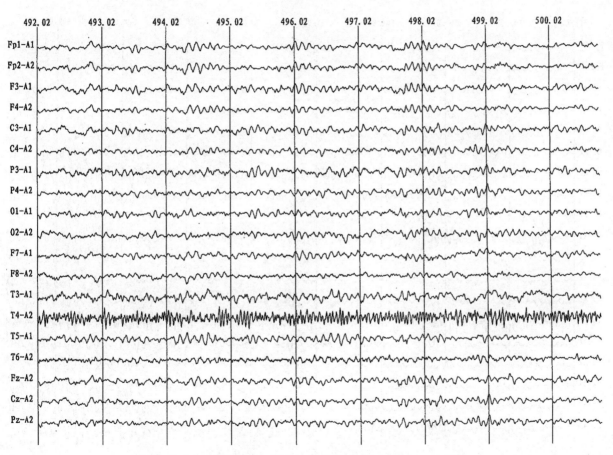

图 293　清醒闭目时，各导 α 稳定性稍差，θ 波与 δ 波增多

同　前

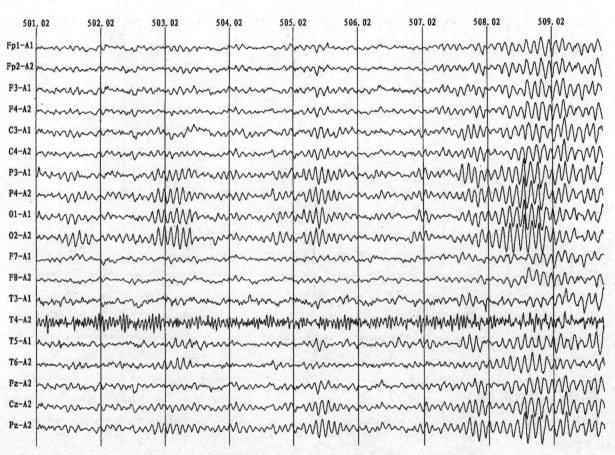

图 294　随患者头晕好转，最后 2 秒脑电图同步恢复正常 α 节律

严某，男，58 岁，MR 示左基底节区脑出血（术后恢复期）

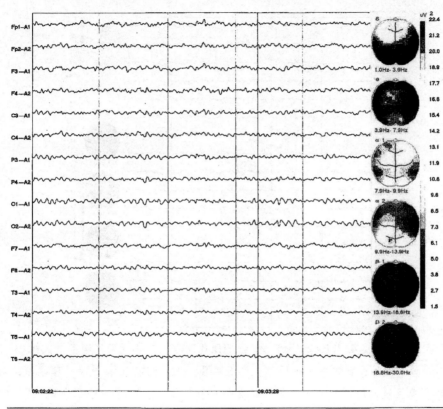

诊断结论：异常范围清醒脑电地形图

图 295　①α2 频段最高为 18 级；②α1 频段最高为 8 级；③δ 频段最高为 10 级；④额、颞、顶、枕及中央区 θ 频段功率最高为 4 级；

多某，60岁，男，左侧手足麻木，CT 示脑梗死、清醒

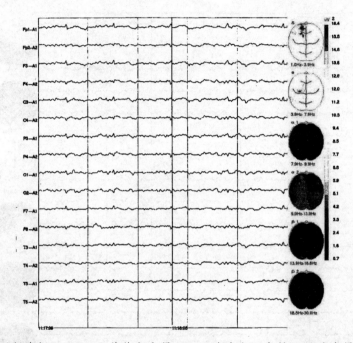

图 296　背景以低中幅 4～6Hz θ 节律与少量 7Hz θ 波为主，各导可见稍多量低幅 2～3.5Hz 复形不规则 δ 波与少量 δ 活动；枕顶颞中央区见少许低幅 8～9Hz α 波，α 指数少且频率慢，两侧对称欠佳，右侧 θ 频率慢且波幅低，右侧 δ 波多且 α 波亦少于左侧。地形图：①额、颞、顶、枕及中央区 θ 频段功率最高为 18 级，头部明显，两侧对称性稍差，右侧比左侧低 3～4 级；②δ 频段最高为 16 级，头部明显，两侧对称性稍差，右侧比左侧低 2～3 级；③α1、α2 频段功率为 2～4 级，两侧对称性欠佳，右侧比左侧低 1～2 级

孙某，男，60 岁，CT 示右侧头前部脑出血（术后一周）

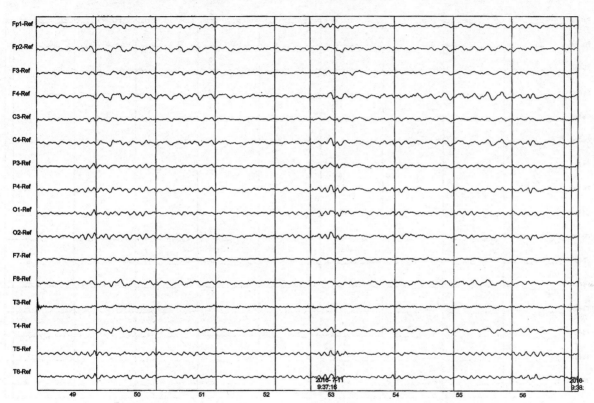

图 297　清醒闭目时，枕顶、后颞以中低幅 9～10Hz α 节律为主，α 稳定性欠佳，头前部及前中颞区以中幅 4～6Hz 与少量 7Hz θ 节律为主，右侧频率慢且波幅略高于左侧，且右侧偶见低频 3Hz δ 波与 δ 活动，两侧对称性略欠佳（额、颞侧中央，前中颞区为明显），各导间以少许低幅 β 波

冶某，男，70岁，CT 示脑梗死

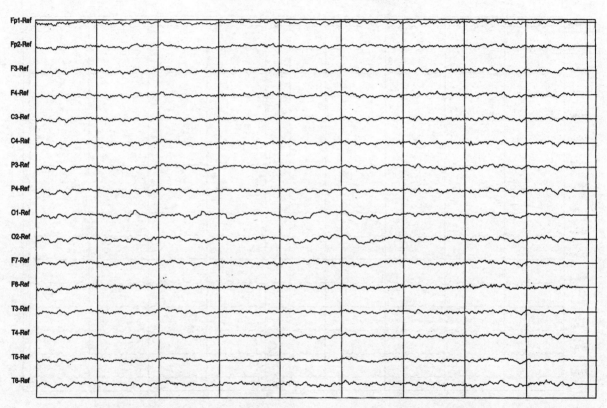

图 298　清醒闭目时，以低幅 4～6Hz θ 节律与少量 7Hz θ 节律为主，各导稍多量复形不规则 δ 波与少量 δ 活动；侧中央、顶区可见少许低幅 8Hz、偶见 9Hz α 波，α 指数少且频率慢，α 分布差，各导间少量低幅 β 波

术某，73 岁，脑血管病变，CT 检查结果阴性（–）

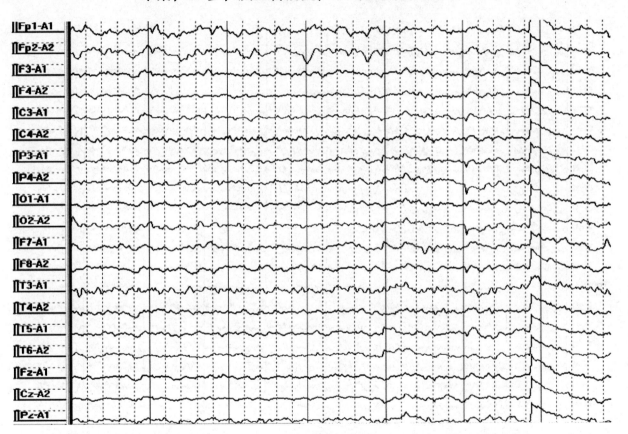

图 299　清醒闭目时，以慢 θ 节律为主，稍多量 δ 波与少量 δ 活动，枕顶偶见低幅 8Hz α 波，α指数少且频率慢，两侧对称尚可，各导见少量低幅 β 波

杨某，81岁，头晕待查，CT示脑梗死

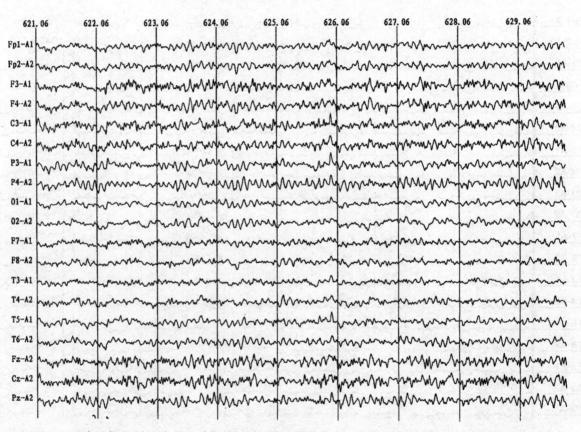

图 300　清醒闭目时，各导以中幅 9～9.5Hz 节律与少许 10Hz α 波为主，两侧对称性尚可，枕、颞区可见少量 5～7.5Hz θ 波及少许 θ 活动，偶见散在低幅 3Hz δ 波，间以少许散在低幅 β 波

同 前

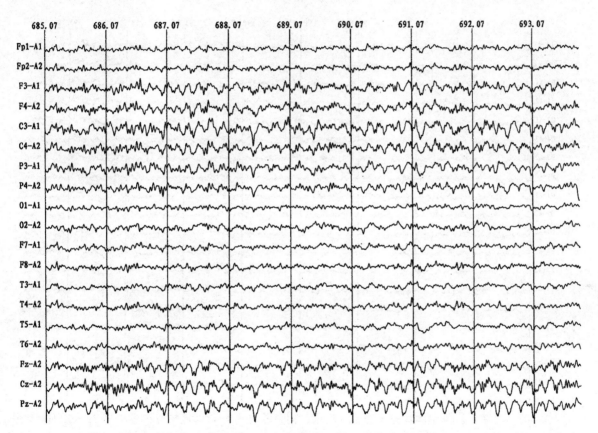

图 301　描记过程中患者自述头晕时，脑电图同步以慢 θ 节律为主，枕、颞区间以稍多量散在低中幅 δ 波与少量 δ 活动，α 波缺如

同 前

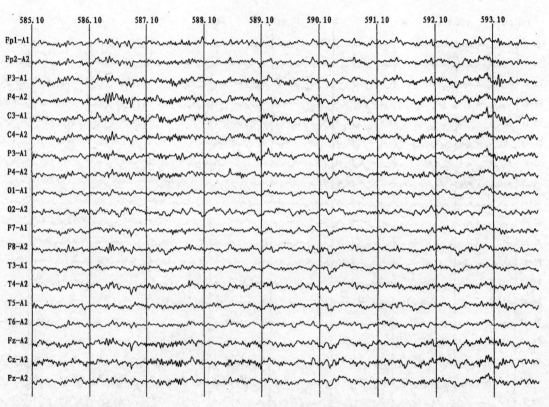

图 302　患者自述头晕加重并出现恶心现象，同步脑电图背景以低幅与少量中幅 2 ～ 3.5Hz 复形不规则 δ 节律为主，间以少量低中幅 4 ～ 7.5Hz θ 波及 θ 活动，对称性尚可，α 波缺如；各导间以稍多量散在低幅 β 波

同　前

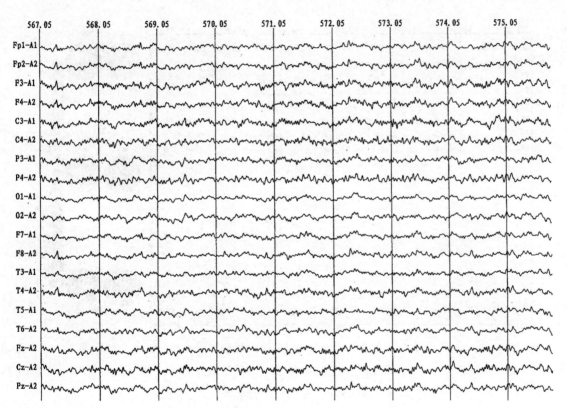

图 303　本帧图背景以低幅与少量中幅 2 ～ 3.5Hz 复形不规则 δ 节律为主，间以少量低中幅 4 ～ 7.5Hz θ 及 θ 活动，对称性尚可，可见少量 α 波出现；各导间以稍多量散在低幅 β 波（为安全考虑，停止脑电图描记，嘱患者平卧，掐人中与合谷穴，逐渐恢复）

同　前

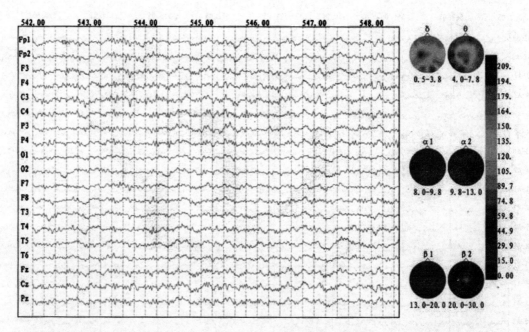

图304 （头晕时）①δ频段各导功率最高为15级，两侧对称性尚可；②θ频段枕顶、中央区功率为13级，两侧对称性尚可；③α1与α2频段顶区、中央区为2～3级，两侧对称性尚可；④β1频段、β2频段顶、中央、额区功率为3～6级，两侧对称性尚可

刘某，男，89 岁，CT 示脑梗死

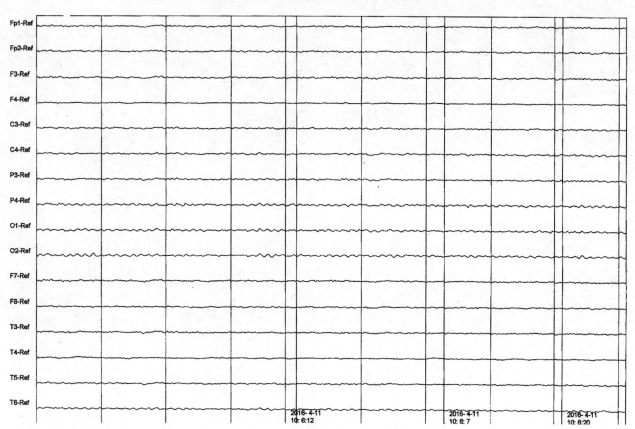

图 305　清醒闭目时，枕顶、右后颞区以低幅 8Hz 及少许 9Hz α 波为主，α 频率指数少且频率偏慢，对称尚可，其余导联均以低幅慢 θ 波，夹杂稍多量低幅 δ 波，各导少许低幅 β 波

第八节 其他类

苟某，女，7个月，CT 示少量硬膜下积液

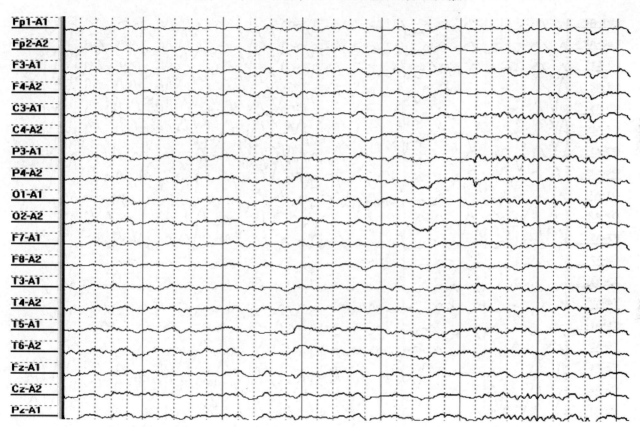

图306 睡眠时，以低幅慢 δ 节律为主，头前部、前中颞波幅低，偶见 4Hz θ 波，θ 波少且频率慢，两侧对称性尚可，偶见低幅睡眠纺锤波

术某，女，1岁，精神发育迟滞，CT示右侧脑室扩大（局限性对称差）

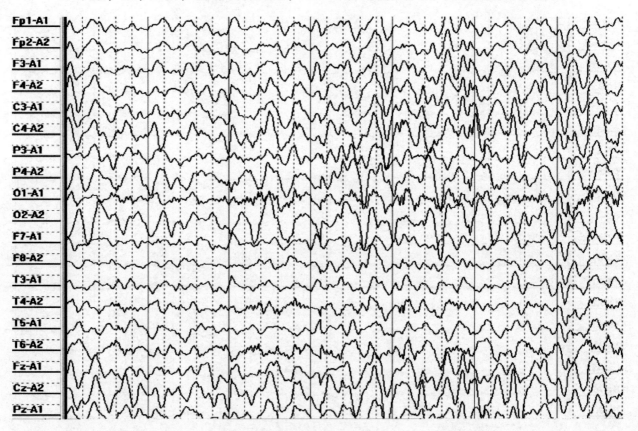

图307　睡眠时，以中高幅2～3.5Hz复形不规则δ节律为主，可见少许中幅4～5Hz θ波；右枕顶区、颞区δ波幅高且频率慢于左侧，右侧θ波亦略少于左侧

祁某，男，3 岁，脑发育迟缓，CT 示少量硬膜下外侧裂积液

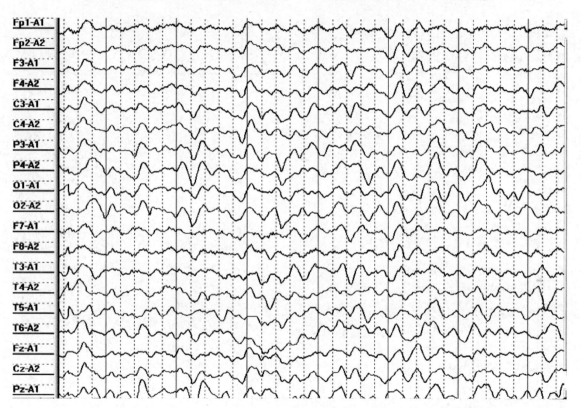

图 308　清醒闭目时，以中高幅 2～3.5Hz 复形不规则 δ 节律为主，头前部与前中颞区波幅低且 δ 频率略慢；顶、枕、侧中央区可见少许中幅 4～5Hz θ 波，偶见 θ 活动，两侧对称性尚可，α 波缺如，可见少许散在低幅 β 波

李某，女，8岁，CT 示右顶、侧中央区占位病变（脑脓肿？）

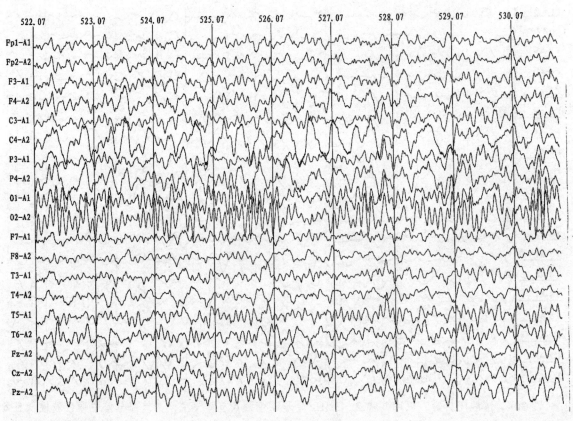

图 309　清醒闭目时，枕部以 9～10Hz α 节律与少许 8Hz α 波为主，可见阵发出现局限性中高幅 2～3Hz 复形不规则 δ 波与 δ 节律

同 前

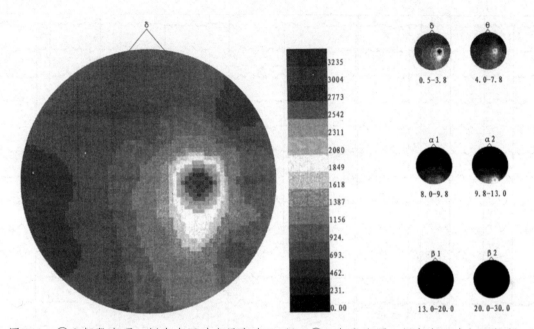

图 310　①δ 频段右顶、侧中央区功率最高为 15 级；②θ 频段右顶、侧中央区功率最高为 9 级；③α2 频段枕部功率为 10 级；④α1 频段枕部功率为 5 级

李某，男，25岁，脑水肿，CT 检查结果阴性（-）

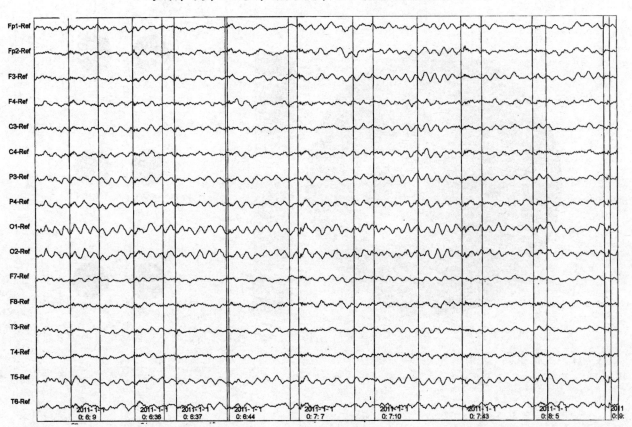

图 311　清醒闭目时，以中幅 6～7Hz 与少量 4～5Hz θ 节律为主，各导除枕顶外，可见少量中幅
3～3.5Hz δ 波与少量 δ 活动，α 波缺如，α 指数少且频率慢，分布差，对称尚可

王永春，男，40岁，面瘫、面神经麻痹

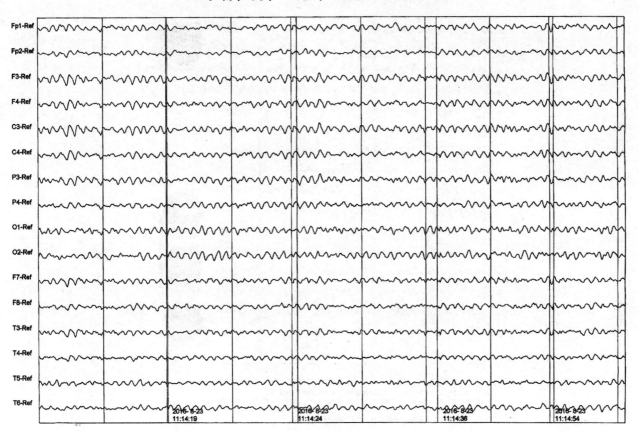

图 312　清醒闭目时，以中幅8Hz α节律与少许9Hz α波为主，α频率慢，两侧对称性尚可；头前部、颞区可见稍多量中幅6～7.5Hz θ波与θ节律；额、前颞区偶见低幅3Hz δ波

同　前

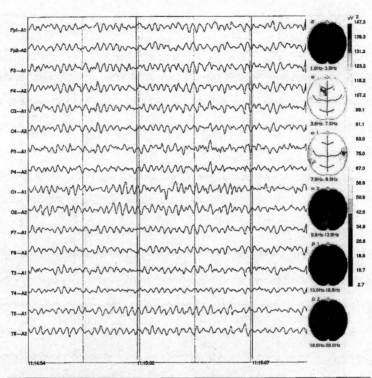

诊断结论：异常范围清醒脑电地形图
六个频段中额、额、顶、枕及中央区 θ 频段功率最高为 18 级。两侧对称性尚可。
六个频段中额、额、顶、枕及中央区 δ 频段功率最高为 3 级。两侧对称性尚可。额颞区 δ 功率值略高。
六个频段中额、额、顶、枕及中央区 α1 频段功率最高为 10 级。两侧对称性尚可。功率偏低。
六个频段中顶、枕区 α2 频段功率最高为 2 级。两侧对称性尚可。功率低。

图 313　①θ频段最高功率 18 级，两侧对称性尚可；②δ频段功率为 3 级（功率高），两侧对称性尚可；③α1 频段功率为 10 级（功率低）；④α2 频段功率为 2 级（功率低）

陈某，女，68岁，高血压3级（服药期间）

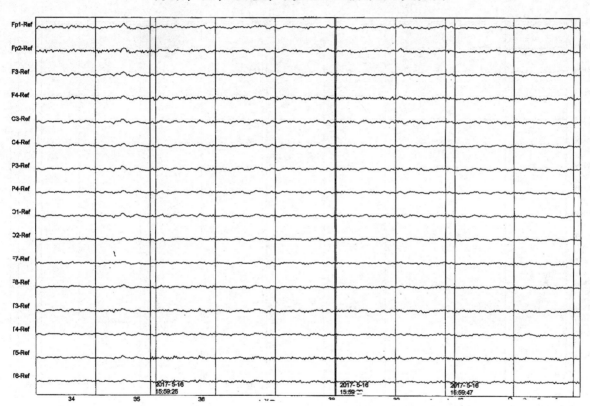

图314 清醒闭目时，以中幅4～5Hz与少量6～7Hz θ波为主，各导稍多量3～3.5Hz复形不规则δ波与少量δ活动，枕部偶见8Hz α波，α波指数少且频率慢，对称尚可，各导间以少许散在低幅β波

段某，男，88岁，糖尿病

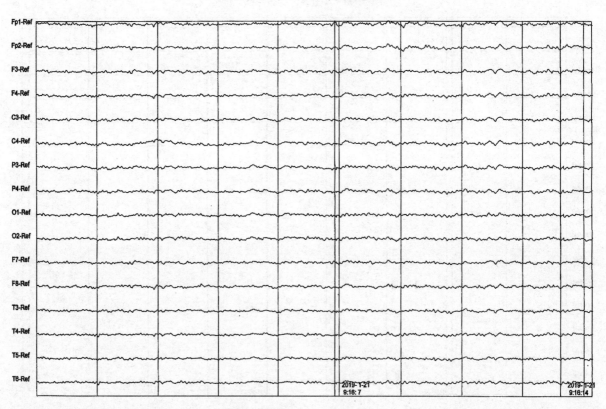

图 315　清醒闭目时，以中幅 4~5Hz 与少量 6~7Hz θ 波为主，各导稍多量 3~3.5Hz 复形不规则 δ 波与少量 δ 活动，枕部偶见 8Hz α 波，α 波指数少且频率慢，对称尚可，各导间以少许散在低幅 β 波

同 前

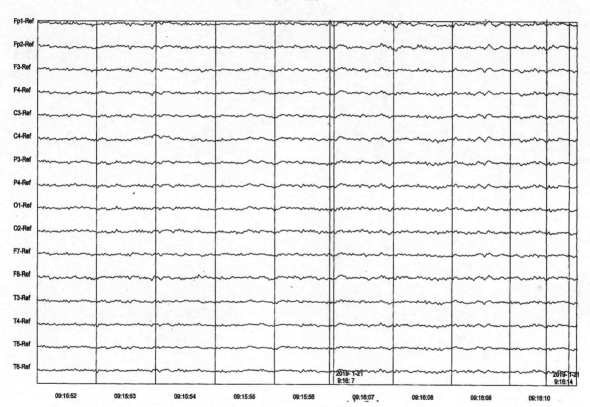

图316 清醒闭目时，以中幅 4～5Hz 与少量 6～7Hz θ 波为主，各导稍多量 3～3.5Hz 复形不规则 δ 波与少量 δ 活动，枕部偶见 8Hz α 波，α 波指数少且频率慢，对称尚可，各导间以少许散在低幅β 波

第三章　干扰伪差脑电图

陈某，女，4个月

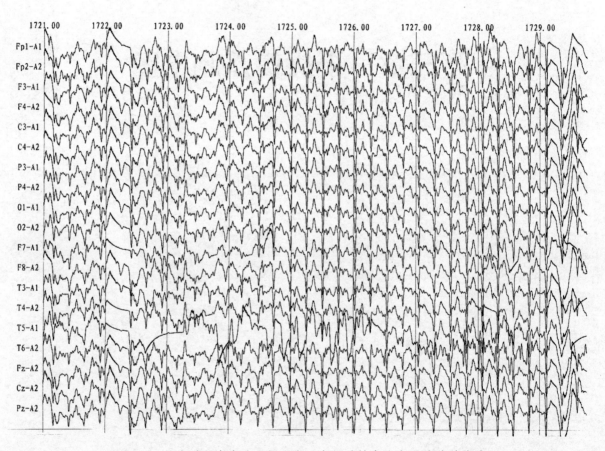

图 317　检查过程中患儿哭闹不止，家长手拍患儿出现伪差动作波

吴某，男，5个月

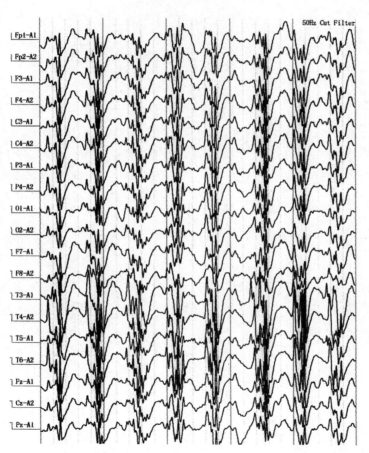

图 318　检查过程中患儿哭闹不止，家长手拍和患儿脚上抬出现类似癫痫样干扰波

孙某，男，4岁

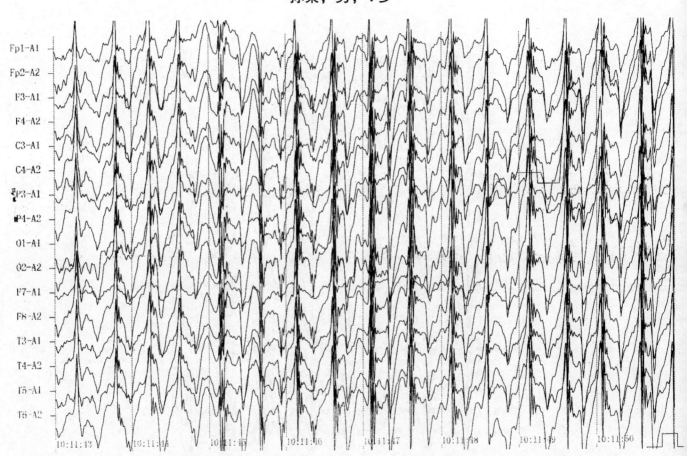

图 319　检查过程中患儿哭闹不止，家长抱患儿平卧，前臂左右晃动所致干扰波

张某，男，4 岁

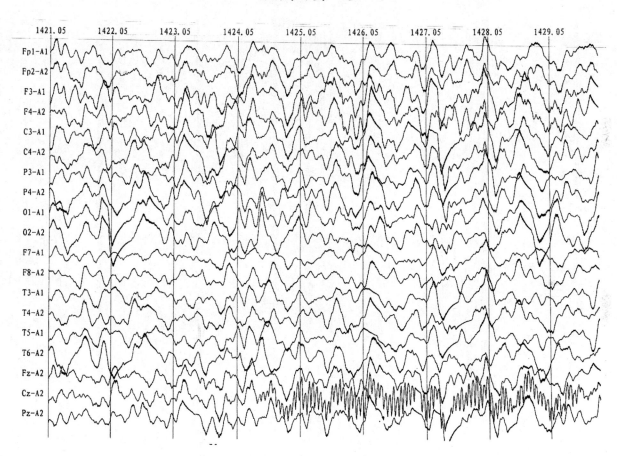

图 320　家长守护患儿时坐在脑电图仪器旁，手机来电所致干扰波（Cz 为明显）

马某，女，5岁

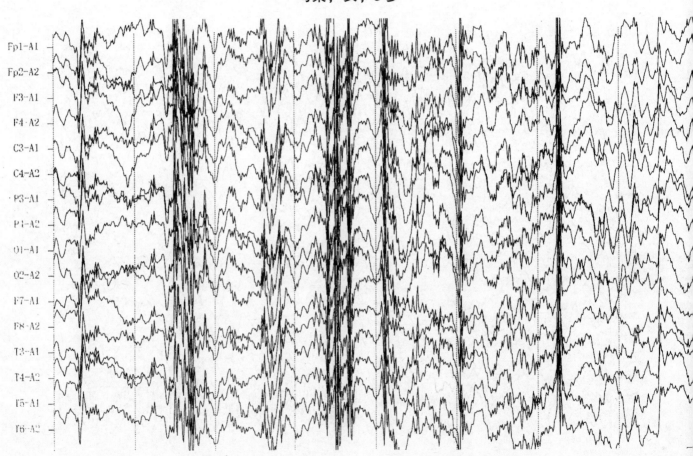

图 321　在短程脑电图监测过程中，睡眠期出现翻身动作干扰波

乔某，男，11 岁

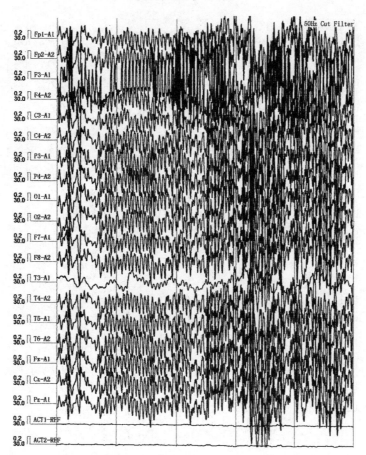

图 322　推至脑电图室，在推车上放置好电极，描记时出现此图；经清洗头皮、重放电极、修线等措施，仍不改变

同 前

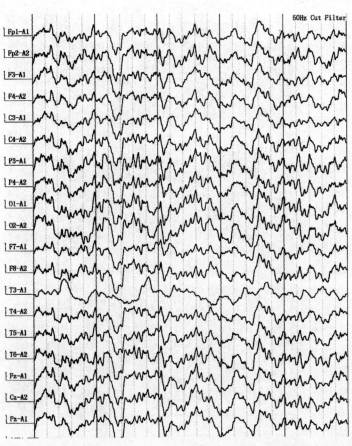

50Hz Cut Filter

Fp1-A1
Fp2-A2
F3-A1
F4-A2
C3-A1
C4-A2
P3-A1
P4-A2
O1-A1
O2-A2
F7-A1
F8-A2
T3-A1
T4-A2
T5-A1
T6-A2
Fz-A1
Cz-A2
Pz-A1

图 323　家长将患儿抱离金属床后，描记时恢复正常（考虑为金属所致干扰波）

付某，男，12 岁

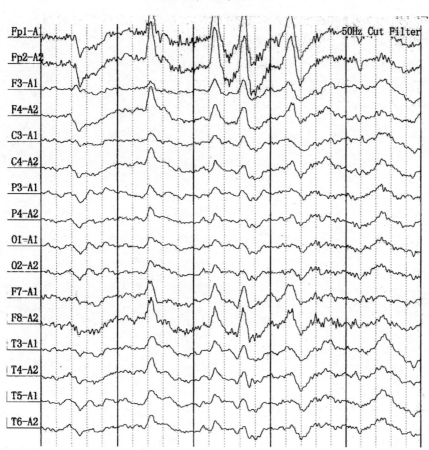

图 324　描记过程中，患儿闭眼时眼球滚动，出现眼球滚动干扰波，额极尤为明显

同　前

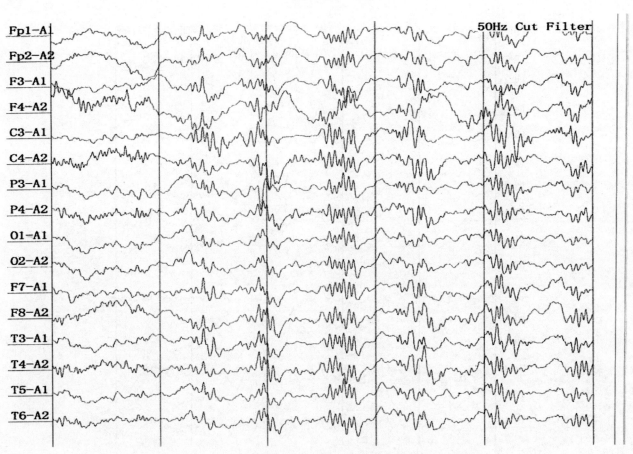

图 325　描记过程中，患儿吞咽，出现吞咽动作伪差干扰波

吴某，女，30 岁

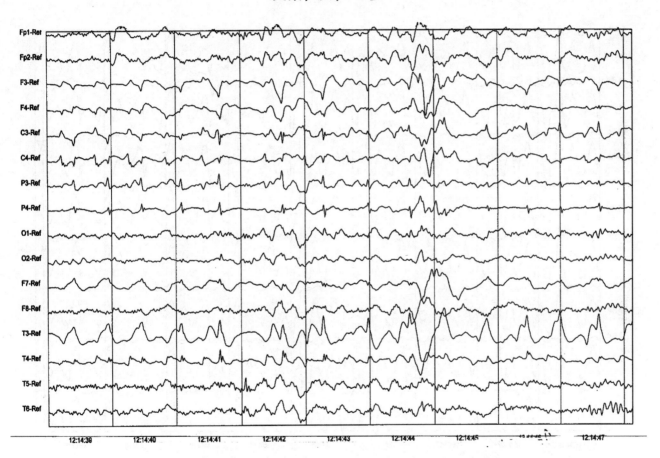

图 326　患者体胖、脖子短，电极放置耳垂时出现心电干扰波

侯某，男，53岁

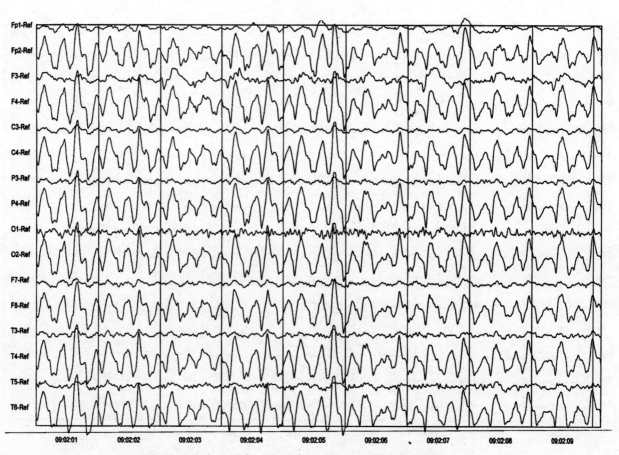

图 327　检查过程中，清醒睁眼时右侧上肢动作出现干扰波

肉某，男，6岁

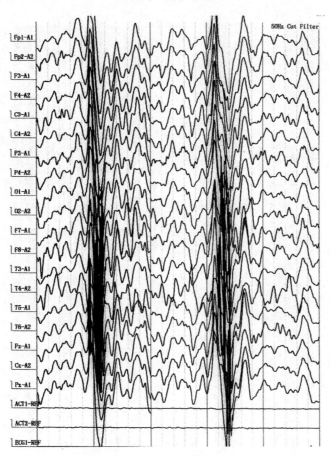

图 328　患儿过度换气时出现点头样呼吸干扰波

李某，女，73岁

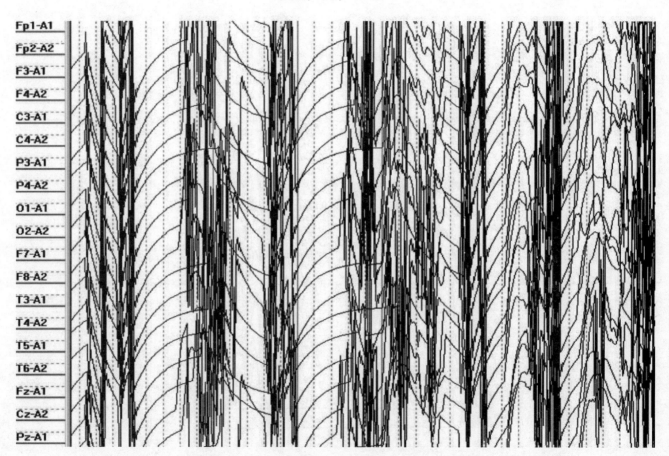

Fp1-A1	
Fp2-A2	
F3-A1	
F4-A2	
C3-A1	
C4-A2	
P3-A1	
P4-A2	
O1-A1	
O2-A2	
F7-A1	
F8-A2	
T3-A1	
T4-A2	
T5-A1	
T6-A2	
Fz-A1	
Cz-A2	
Pz-A1	

图 329　癔症发作，发作时意识清楚，回答切题，抽动时无癫痫样波出现

张某，男，12 岁

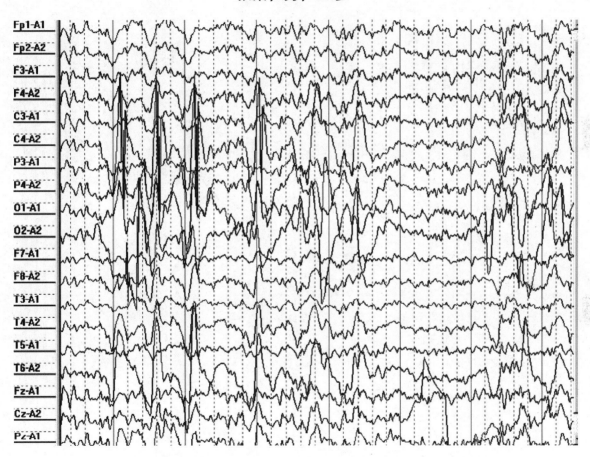

图 330　过度换气中，出现剧烈咳嗽所致动作干扰波

王某，女，3岁

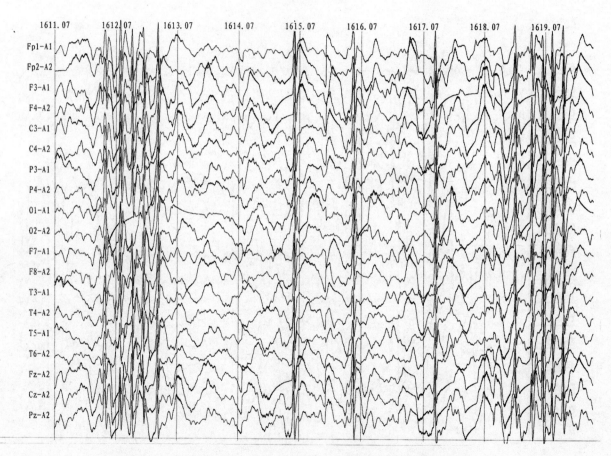

图 331　描记过程中，患儿哭闹抽泣，出现类似阵发性痫样波

第四章　典型病例全过程

第一节　嗜睡

武某，女，46 岁

患者不论坐车、打针、走路均出现不可抗拒睡眠，且不易叫醒。曾到西安、北京、上海等地大医院诊治，均按嗜症治疗，效果不明显，给家庭、本人造成很大的痛苦。说服家属进行 24 小时动态脑电图监测，诊断为癫痫，经抗癫痫（丙戊酸钠）治疗，嗜睡情况明显好转。

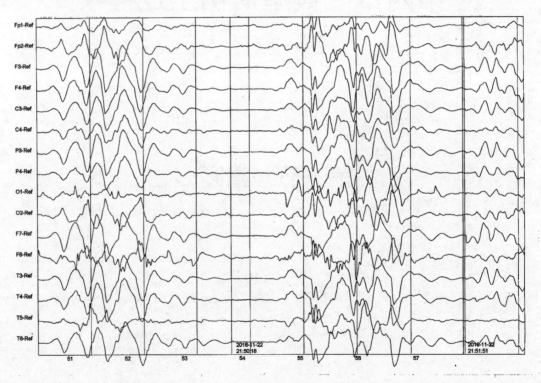

图 332　各导阵发出现 1.5～2Hz 稍多量中高幅尖慢综合波，亦见散在尖慢综合波

同 前

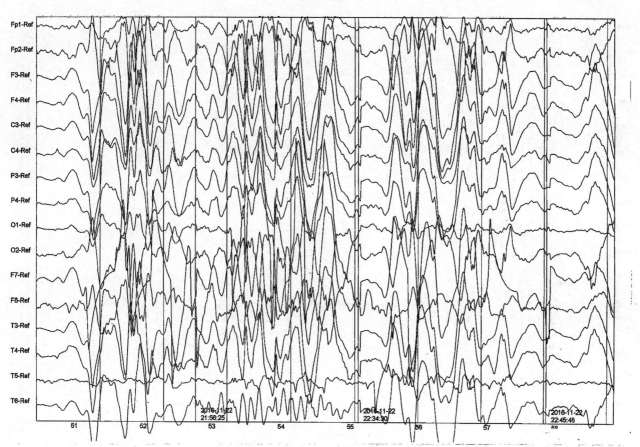

图 333 各导阵发出现 1.5～2Hz 稍多量中高幅尖慢综合波，亦见散在尖慢综合波

同 前

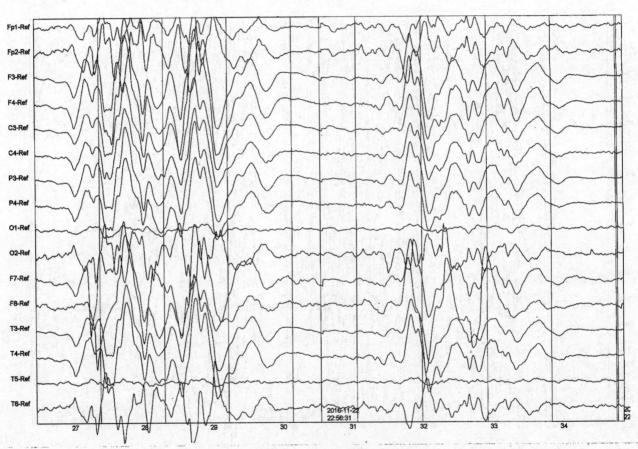

图 334　各导阵发出现 1.5～2Hz 稍多量中高幅尖慢综合波，亦见散在尖慢综合波

同　前

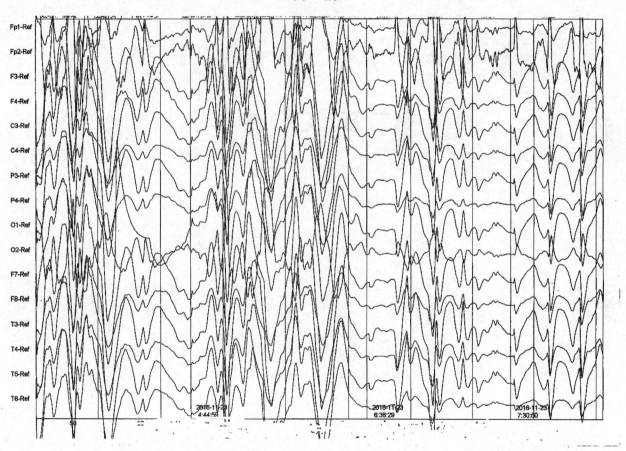

图 335　各导阵发出现 1.5～2Hz 稍多量中高幅尖慢综合波，亦见散在尖慢综合波

第二节　CO 中毒

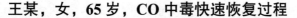

王某，女，65岁，CO中毒快速恢复过程

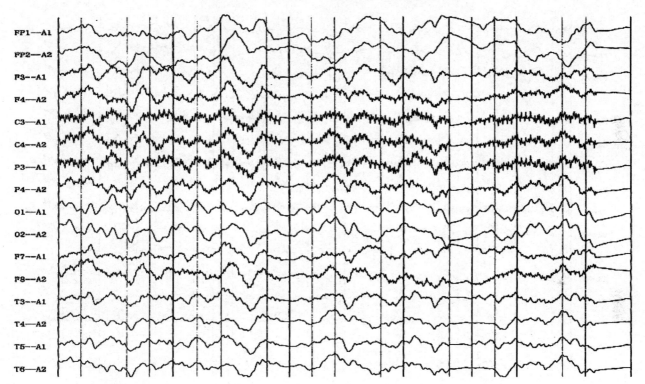

图336 浅昏迷，背景活动各区以低中幅1～2Hz及少量2.5～3.5Hz δ节律为主，波幅低，频率偏慢；顶、枕侧中央可见少量散在4～6Hz θ波及少许 θ 活动，θ 波少；枕部可见少许低中幅8Hz α波，偶见9Hz α波，α波指数少且频率慢，α分布差，两侧对称性尚可，可见少许β波，未见尖波、棘慢波

同　前

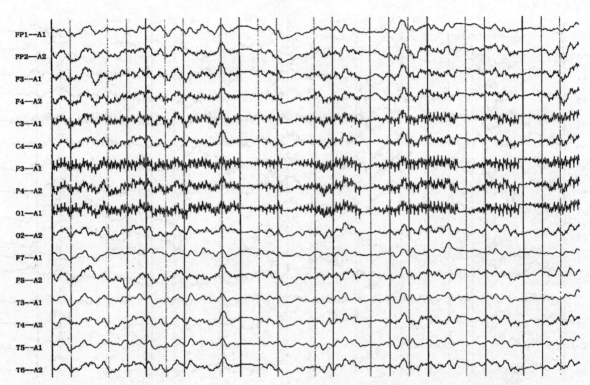

　　图337　经治疗15天后，清醒闭目时，各区以低中幅4～6Hz θ 节律及少量7～7.5Hz θ 波为主，背景 θ 频率偏慢，头前部及中央区可见少许2～3Hz复形不规则 δ 波，偶见 δ 活动；枕顶部可见少量低中幅8Hz α 波，偶见9Hz α 波，频率调节差，波形欠整，调幅差，两侧对称性尚可；各导可见少许散在 β 波，描记过程中未见尖波、棘波；睁闭眼实验，α 波抑制尚完全，过度换气不能配合

同　前

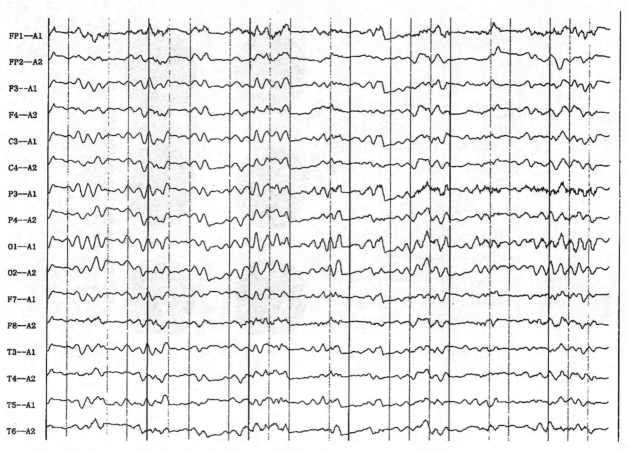

图 338　经治疗 32 天后，基本恢复正常：α节律为主，慢波活动明显减少

同 前

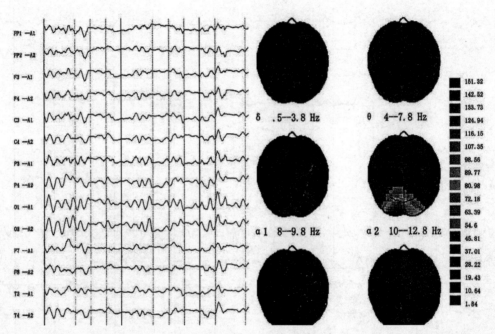

图 339 与图 338 检查同时记录：① α2 频段最高功率为 18 级，枕顶部为最高；② α1 频段功率为 5 级，枕顶部为最高

第三节　药物中毒

刘某，女，10岁，自服舒乐后（经证实）

昏迷急诊入院，急查脑电图，脑电图与脑地形图均提示中高幅 β 节律为主，报告提示药物中毒可能。经临床洗胃、输液、吸氧等治疗，第二天神志清醒。经仔细询问，证实一次服用姥姥治疗失眠的舒乐 4 片。

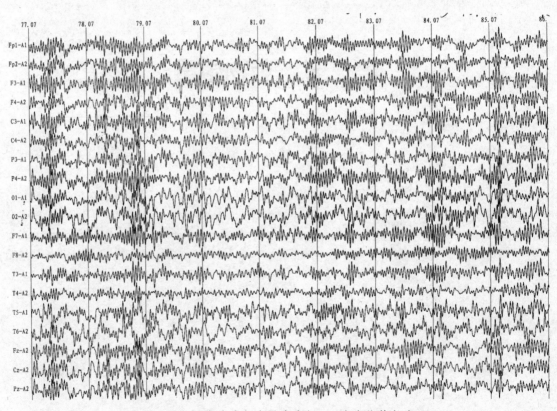

图 340　慢波节律与多量中高幅 β 波为优势频率

同 前

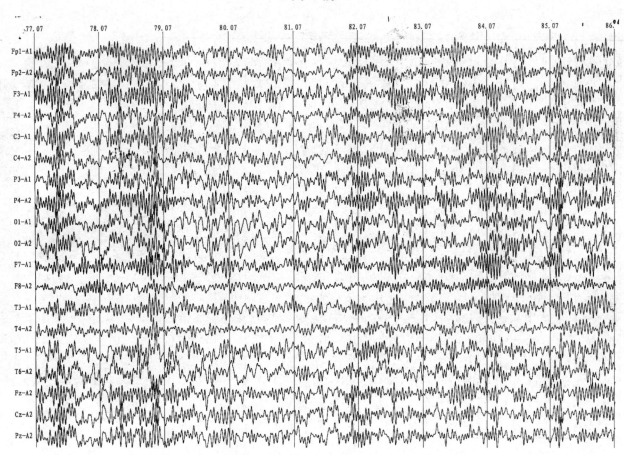

图 341 慢波节律与多量中高幅 β 波为优势频率

同 前

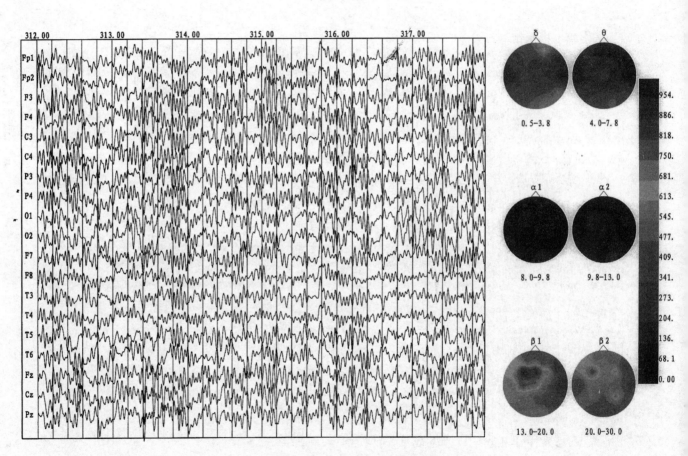

图 342　以 β1、β2 频段功率最高

乔某，男，7岁

　　浅昏迷待查（脑电图检查前一天患儿曾服用苯巴比妥镇静，检查时因烦躁又用水合氯醛镇静剂），脑电图上表现为 β 增多且波幅为低中幅（提示镇静剂过量）。

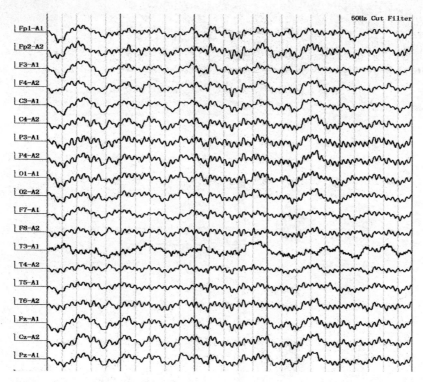

　　图343　枕部以中幅 8～9Hz α 为主，α 慢，对称，其余各导可见中幅慢 θ 节律（4～6Hz）与少量 7Hz θ 波，亦见少量中幅 3～3.5Hz 变形不规则 δ 波，各导可见大量中、高幅（达 130μV）β 波

同 前

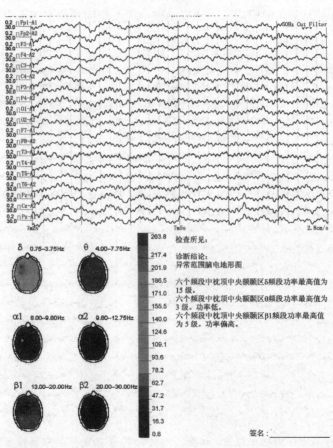

检查所见:

诊断结论:
异常范围脑电地形图

六个频段中枕顶中央额颞区δ频段功率最高值为
15级。
六个频段中枕顶中央额颞区θ频段功率最高值为
3级。功率低。
六个频段中枕顶中央额颞区β1频段功率最高值
为5级。功率偏高。

签名:_____

图 344　δ 频段功率最高为 15 级；θ 频段功率最高为 3 级；β 频段功率最高为 5 级，功率偏高

马某，女，21岁，青霉素过敏性休克抢救后一周

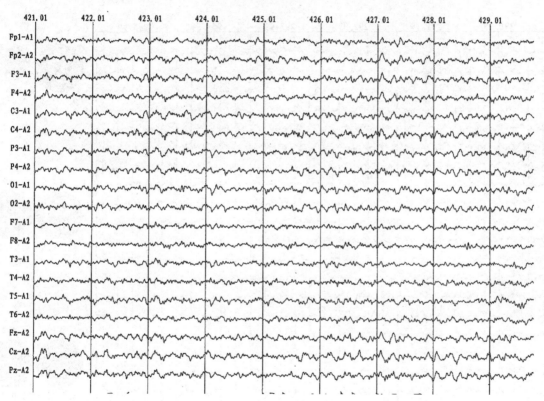

图345 清醒闭目时，以中幅4～6Hz与少量7Hz θ节律为主，各导间以稍多量3～3.5Hz δ波与少量 δ 活动，枕顶部少许8～9Hz α波，α指数少且α频段慢，两侧对称性尚可，各导间以少量散在低幅 β波

同　前

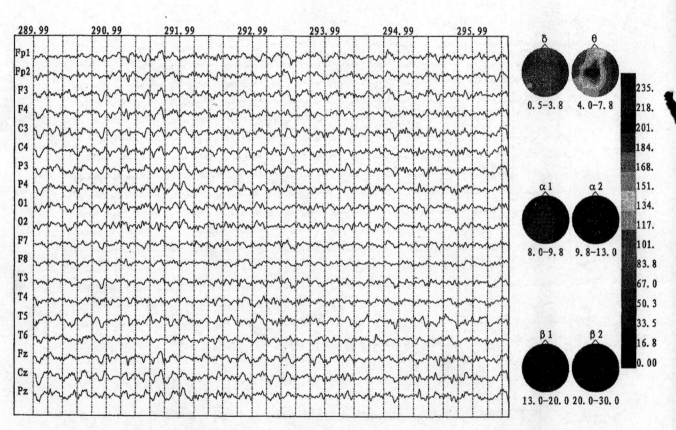

图346　①θ频段功率最高为15级；②δ频段功率为8级（功率高）；③α1频段功率为5级（功率低）；④α2频段功率为3级（功率低）